Kliniktaschenbücher

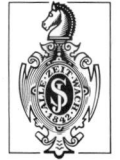

Matthias E. Pfisterer

Nuklearmedizinische Herzdiagnostik

Methodik, Diagnostik, Differentialdiagnose,
Therapiekontrolle und Indikationen
bei der koronaren Herzkrankheit

Geleitworte von
F. Burkart und R. Fridrich

Mit 45 Abbildungen
und 8 Tabellen

Springer-Verlag
Berlin Heidelberg New York 1982

PD Dr. med. Matthias E. Pfisterer
Kardiologische Abteilung
Departement für Innere Medizin
Kantonsspital Basel
Petersgraben 4
CH-4031 Basel

ISBN 3-540-11427-0 Springer-Verlag Berlin Heidelberg New York
ISBN 0-387-11427-0 Springer-Verlag New York Heidelberg Berlin

CIP-Kurztitelaufnahme der Deutschen Bibliothek
Pfisterer, Matthias E.:
Nuklearmedizinische Herzdiagnostik: Methodik, Diagnostik, Differentialdiagnose, The-
rapiekontrolle u. Indikation/Matthias E. Pfisterer. – Berlin; Heidelberg; New York:
Springer, 1982.
(Kliniktaschenbücher)
ISBN 3-540-11427-0 (Berlin, Heidelberg, New York)
ISBN 0-387-11427-0 (New York, Heidelberg, Berlin)

Satz- und Bindearbeiten: Appl, Wemding. Druck: aprinta, Wemding
2127/3140-543210

Geleitwort

Die koronare Herzkrankheit ist heute in den industrialisierten Ländern die häufigste unmittelbar lebensbedrohliche Krankheit geworden. Dabei bleibt der zugrundeliegende Prozeß der stenosierenden Atheromatose über viele Jahre asymptomatisch. Auch wenn gelegentlich durch ein Belastungselektrokardiogramm die Krankheit vorzeitig erkannt wird, sind in der Regel der Myokardinfarkt oder die Angina pectoris erste Zeichen dieser Krankheit. Im weiteren Verlauf beeinflussen im wesentlichen die Herzinsuffizienz und das Ausmaß der Stenosen im Koronarsystem die Prognose.

Bis vor wenigen Jahren war es nur durch die relativ aufwendige Linksherzkatheter-Untersuchung möglich gewesen, Veränderungen in den Koronargefäßen aufzuzeigen, oder das Ausmaß einer Herzinsuffizienz mittels Bestimmung der Volumina, der Austreibungsfraktion sowie der Drucke quantitativ zu erfassen. Mit der Einführung der nuklear-medizinischen Methoden können wir nun diese beiden für die koronare Herzkrankheit wesentlichen Veränderungen auch nichtinvasiv erkennen. Mit der Thallium-Szintigraphie ist es möglich geworden, kritische Stenosen darzustellen und zusätzlich zum Belastungselektrokardiogramm auch in ihrer Lokalisation und Ausdehnung zu definieren. Die Radionuklidventrikulographie ermöglicht auf unblutige Weise, die linksventrikuläre Austreibungsfraktion, den wichtigsten Einzelparameter zur Bestimmung der Herzfunktion, direkt zu messen. Beide Anwendungsgebiete haben sich in kurzer Zeit durchgesetzt und finden eine immer größere Verbreitung.

Es ist das Verdienst von M. Pfisterer, bei der Erarbeitung dieser Methoden wesentlich mitgewirkt zu haben. Er hat die Untersuchungstechnik verfeinert und in vergleichenden Arbeiten die Gültigkeit der neuen Methoden in Relation zu Linksherzkatheterdaten belegt. Im vorliegenden Buch sind Prinzip und Anwendungsmethodik der Radionuklidventrikulographie und der Thallium-Szintigraphie anhand eigener Untersuchungen ausführlich und klar beschrieben. In einem zweiten Teil werden dem Leser die Möglichkeiten und auch Begrenzungen dieser Methodik bei der Diagnose und Differentialdiagnose der koronaren Herzkrankheit aufgezeigt. Im letzten Abschnitt beschreibt der Autor die hämodynamischen Effekte der antianginösen Therapie. Diese zeigen die verschiedene Wirkungsweise der gebräuchlichen Pharmaka und weisen damit den Weg zu sinnvollen Kombinationen.

Für alle Ärzte, welche Patienten mit koronarer Herzkrankheit behandeln und von den modernen Untersuchungsmethoden profitieren möchten, ist dieses Buch eine wertvolle Hilfe. Darüber hinaus bietet es dem Kardiologen und dem klinischen Pharmakologen aufgrund der eigenen Patientendaten die Möglichkeit einer Vertiefung ihrer Kenntnisse auf dem Gebiet der koronaren Herzkrankheit und ihrer Behandlung.

Basel, März 1982   F. BURKART

Geleitwort

Wenn heute nuklearmedizinische Verfahren zum Standard der kardiologischen Diagnostik gehören, dann ist das der umfassenden und vorbildlichen Zusammenarbeit von Kardiologen und Nuklearmedizinern zu danken. Der Trend, die invasiven Verfahren durch nichtinvasive zu ersetzen, hält an und wird von beiden Disziplinen unterstützt und intensiv gefördert. Von seiten der Nuklearmedizin durch Einführung verbesserter Untersuchungstechniken, geeigneterer Radiodiagnostika und neuer Technologien für die Meß- und Auswertesysteme, von seiten der Kardiologie durch Erweiterung der Indikationsstellung und Verwendung nuklearmedizinischer Verfahren zur Qualitätskontrolle von medikamentösen und operativen Behandlungskonzepten sowie zu Trendanalysen und mittel- und langfristigen Verlaufskontrollen. Das wiederum bedarf einer ständigen Überprüfung der klinischen Relevanz und den Anforderungen der medizinischen Statistik und der modernen Informationsverarbeitung entsprechender Korrelationen. Konzepte und Expositionen derartiger Vergleiche setzen wiederum eine harmonische interdisziplinäre Kollaboration voraus.

Es freut mich deshalb außerordentlich, daß Herr M. Pfisterer alle diese Anforderungen beispielhaft gelöst und im vorliegenden Buch eindrücklich dargestellt hat. Ich zweifle nicht, daß es als ein Vorbild mithelfen wird, nicht nur die Anwendung der nuklearmedizinischen Verfahren in der Kardiologie zu fördern, sondern auch den Geist der von uns geübten Zusammenarbeit zu verbreitern.

Basel, März 1982   R. Fridrich

Danksagung

Mein Dank gilt allen voran Herrn Prof. F. Burkart, Leiter der Kardiologischen Abteilung, für seine großzügige Unterstützung und Förderung meiner kardiologischen Ausbildung ganz allgemein und meiner Arbeiten auf dem Gebiet der nuklearmedizinischen Herzdiagnostik im Speziellen. Ferner gilt dieser Dank Herrn Prof. W. Schweizer, der mich zuerst für die Kardiologie begeistern konnte, sowie den Vorstehern des Departementes für Innere Medizin, den Herren Proff. F. Koller und W. Stauffacher, die meine Arbeit am Kantonsspital Basel überhaupt ermöglichten. Des weiteren möchte ich an dieser Stelle auch Herrn Prof. W. Ashburn, Vorsteher der Nuklearmedizinischen Abteilung des University of California Medical Centers in San Diego, USA, dafür danken, daß er mich in die nuklearmedizinische Methodik eingeführt hat. Mein Dank gilt ebenfalls Herrn Prof. R. Fridrich, Leiter der Nuklearmedizinischen Abteilung des Radiologischen Institutes am Kantonsspital Basel, der eine gute Zusammenarbeit zwischen Kardiologie und Nuklearmedizin am Hause ermöglichte, so daß diese interdisziplinäre Arbeit zustande kommen konnte. Ganz speziell möchte ich hier Herrn Dr. J. Müller-Brand, Oberarzt der Nuklearmedizinischen Abteilung, für sein Interesse und seine Unterstützung danken, der damit wesentlich zum Aufbau der nuklearmedizinischen Herzdiagnostik in Basel beitrug. Ferner gilt mein Dank Herrn PD Dr. H. E. Schmitt, Leiter der Angiographischen Abteilung, für die Mithilfe bei der Erarbeitung vieler invasiver Kontroll-Daten. Auch den Herren Proff. J. Ross Jr. (Kardiologie, San Diego, USA), D. Burckhardt (Kardiologie, Basel), E. Grädel (Herzchirurgie, Basel) und M. B. Laver (Anaesthesie, Basel) sei für ihre Unterstützung herzlich gedankt.
Diese umfangreiche Arbeit wäre ohne die Mithilfe vieler weiterer

Kollegen der Kardiologischen und Nuklearmedizinischen Teams nicht möglich gewesen; von diesen möchte ich dankend erwähnen: G. Schuler (San Diego, jetzt Heidelberg), A. Battler (San Diego, jetzt Tel Aviv), R. Slutsky (San Diego), H. Emmenegger, H. Bründler, T. Cueni, B. E. Lütold, R. Lörtscher, W. Amann (alle Basel). Auch den Laborantinnen der Kardiologischen Abteilung sowie den Röntgenassistentinnen der Nuklearmedizinischen und Angiographischen Abteilungen möchte ich für ihre ausgezeichnete technische Assistenz herzlich danken. In meinen Dank schließe ich ferner Frl. M. Sorg und Frl. L. Renggli ein für ihre große Hilfe bei der Anfertigung der Abbildungen und Frau D. Sorg für die Abschrift des Manuskriptes.

Finanzielle Unterstützung erhielt ich durch Stipendien der Schweizerischen Stiftung für medizinisch-biologische Stipendien (Nationalfonds) und der Lichtenstein-Stiftung, Basel, sowie durch Forschungsbeiträge der Schweizerischen Stiftung für Kardiologie und der chemischen Industrie (Bayer (Schweiz), A. G., Zürich, Ciba-Geigy A. G., Basel). Dafür möchte ich auch hier nochmals herzlich danken.

Ein ganz besonderer Dank gebührt schließlich meiner Frau und meiner Familie, die durch Rücksichtnahme und Verständnis ganz wesentlich zum Gelingen dieser Arbeit beigetragen haben.

Basel, März 1982   M. E. PFISTERER

Inhaltsverzeichnis

1. Einleitung

Die Abklärung der koronaren Herzkrankheit hat neben der Etablierung der Diagnose zum Ziel, Lokalisation und Schweregrad der Erkrankung sowie die daraus resultierende Beeinträchtigung der körperlichen Leistungsfähigkeit und der Pumpfunktion des Herzens möglichst genau zu erfassen. Nur so kann für jeden Patienten die bestmögliche Therapie gefunden werden. Die große klinische und epidemiologische Bedeutung der koronaren Herzkrankheit, welche im Rahmen der kardiovaskulären Erkrankungen die Spitze aller Mortalitätsstatistiken anführt, unterstreicht die Notwendigkeit von relativ einfachen und dennoch zuverlässigen Methoden zur Diagnose, Differentialdiagnose und Therapie-Kontrolle dieses Krankheitsbildes. Während bis vor wenigen Jahren neben der Klinik und dem Elektrokardiogramm (EKG) nur die Herzkatheteruntersuchung zur genauen Definition der koronaren Herzkrankheit zur Verfügung gestanden ist, bieten uns heute die nuklearmedizinischen Verfahren zur Herzdiagnostik die Möglichkeit, dieses Ziel auch auf „nicht-invasivem" Wege weitgehend zu erreichen.

Damit haben sich neue Aspekte in der Beurteilung der Bedeutung von koronarsklerotischen Veränderungen eröffnet: mit der Thallium-Szintigraphie (Myokard-Perfusions-Szintigraphie mit Thallium-201) können die Folgen von Koronarstenosen auf die Herzmuskel-Durchblutung direkt sichtbar gemacht werden. Die Veränderungen der globalen und regionalen Pumpfunktion des Herzens können nicht-invasiv mit der Radionuklid-Angiographie erfaßt werden. Zusammen mit dem EKG stehen uns damit drei prinzipiell verschiedene nicht-invasive Belastungs-Tests zur Verfügung, mit welchen die elektrischen und funktionellen Folgen der koronaren Herzkrankheit sowie die Veränderungen der Myokardperfusion beschrieben werden können.

Mit der vorliegenden Arbeit sollen sowohl Methodik als auch Möglichkeiten und Grenzen der heute gebräuchlichen nuklearmedizinischen Methoden zur Herzdiagnostik aus klinisch-kardiologischer Sicht dargestellt werden. Im weiteren werden die Anwendung zur Beurteilung eines Therapie-Effektes, die Indikationen zur Thallium-Szintigraphie und zur Radionuklid-Ventrikulographie sowie ein Schema zur Abklärung der koronaren Herzkrankheit beschrieben. Es wurde Wert darauf gelegt, alle Aussagen so weit möglich auf eigene Daten abzustützen und einer ausgewählten Literatur gegenüberzustellen. Im Rahmen dieses Handbuches mußte auf weitergehende Literaturangaben verzichtet werden; es wird auf entsprechende Übersichtsarbeiten und die Originalliteratur verwiesen. Dasselbe gilt für spezielle Untersuchungen wie koronare Blutflußmessungen mit inerten Gasen, Bestimmungen von intrakardialen Shunts und Infarkt-Szintigraphie mit Technetium-Pyrophosphat („hot spot imaging" vgl. Kapitel 3.2.5, S. 62). Zudem sind im Anhang zu dieser Arbeit spezielle Begriffe und Definitionen im Zusammenhang mit der nuklearmedizinischen Diagnostik und der Beurteilung von nicht-invasiven Tests aufgeführt. Für Grundlagen der nuklearmedizinischen Diagnostik wird auf entsprechende Bücher verwiesen.

Hoffmann und Kleine schlugen 1965 erstmals eine szintigraphische Funktionsanalyse vor [39], was Mullins und Mitarbeiter 1969 sowie Strauss und Zaret 1971 unter Verwendung eines EKG-Triggers zur Darstellung von end-diastolischen und end-systolischen Bildern ausnützten [62, 104]. Mason und Mitarbeiter konnten bereits 1969 die linksventrikuläre Funktion durch eine Bolus-Injektion eines Radiopharmakons quantitativ erfassen [58]. Während anfänglich noch eine Flächen-Länge-Analyse der Bilder des linken Ventrikels vorgenommen wurde, gelang es wenige Jahre später, eine Auswertung allein aufgrund der Aktivitätsänderungen in der linken Herzkammer pro Herzschlag vorzunehmen. Die weitere technische Entwicklung machte separate Aufnahmen während mehrerer Punkte eines Herzschlages (multiple gated acquisition ‚MUGA') sowie eine Film-Darstellung der Aufnahmen möglich. Borer und Mitarbeiter wendeten diese Methode 1977 erstmals in Kombination mit dem Belastungs-EKG zur Identifizierung von Ischämie-bedingten Veränderungen der globalen linksventrikulären Funktion an [13].

Die erste Anreicherung von Kalium und Rubidium im Herzmuskel wurde 1954 von Love und Mitarbeitern gezeigt [50]. Es vergingen dann 8 Jahre bis Carr und Mitarbeiter diese Idee im Tierversuch zum Nachweis von Myokardinfarkten anwendeten [18]. Nach weiteren experimentellen Arbeiten mit Kalium-43, Rubidium-86 und Caesium-131 sind für die Anwendung auf diesem Gebiet neuere Radionuklide entwickelt worden, vor allem das Thallium-201. Dank seiner relativ günstigen strahlenphysikalischen Eigenschaften hat es sich vorläufig als Radiopharmakon der Wahl zur Myokard-Szintigraphie durchgesetzt. Zaret und Mitarbeiter beschrieben 1973 erstmals die Anwendung der Perfusions-Szintigraphie zusammen mit dem Belastungs-EKG zur Diagnose der koronaren Herzkrankheit [116]. Es vergingen weitere vier Jahre bis 1977 die ersten klinischen Studien mit Thallium-201 publiziert wurden.

2. Methodik

2.1 Radionuklid-Ventrikulographie

2.1.1 Prinzip (First Pass-/Aequilibrium-Methode)

Es werden zwei verschiedene Techniken zur szintigraphischen Bestimmung der Pumpfunktion des Herzens unterschieden, die „Erst-Passage" (First Pass) und die „Aequilibrium"-Technik. Diese Begriffe beziehen sich auf den Zustand des Radiopharmakons während der Untersuchung. Bei der First Pass-Methode wird die erste Passage eines Aktivitäts-Bolus durch das Herz registriert. Bei der Aequilibrium-Methode (gated blood pool scan) werden die Aufnahmen erst nach gleichmäßiger Verteilung der Aktivität im ganzen zirkulierenden Blutpool gemacht. Damit folgt die First Pass Technik dem Prinzip der Farbstoffverdünnungs-Messungen, während die Aequilibrium-Technik der Kontrastmittel-Ventrikulographie entspricht.

Beide Verfahren haben zum Ziel, die Veränderungen der Aktivität während eines oder mehrerer Herzschläge festzustellen. Da die Aktivität in beiden Fällen proportional zum Blutvolumen in den Herzkammern steht, gibt die resultierende Zeit-Aktivitäts-Kurve (Abb. 1) indirekt über die Förderleistung des Herzens Auskunft. Aus dem Verhältnis der Aktivität während End-Diastole (ED) und jener während End-Systole (ES) kann die Auswurffraktion (EF) berechnet werden. Dazu dient folgende Formel:

$$EF\,(\%) = \frac{\text{Volumen}_{ED} - \text{Volumen}_{ES}}{\text{Volumen}_{ED}} \times 100$$

oder übertragen auf die nuklearmedizinischen Aktivitätsmessungen:

$$EF\,(\%) = \frac{\text{Counts}_{ED} - \text{Counts}_{ES}}{\text{Counts}_{ED}} \times 100$$

wobei die Aktivität zu jedem Zeitpunkt bezüglich Hintergrund-Aktivität (entsprechend einer „Null-Linie") korrigiert sein muß. Die Auswurffraktion gilt als wichtiger Parameter der linksventrikulären Funktion und besagt, welchen Anteil des end-diastolischen Volumens der linke Ventrikel pro Herzschlag auswirft.

Bei der *First Pass Technik* wird die erste Passage eines i. v. injizierten Aktivitäts-Bolus durch die Vena cava, das rechte Herz, die Lungen, das linke Herz und die Aorta ascendens in rascher „Bild"-Sequenz registriert. Dabei entsteht über dem Herzen eine zweigipflige Kurve, deren erstes Maximum der höchsten Aktivität im rechten Ventrikel und

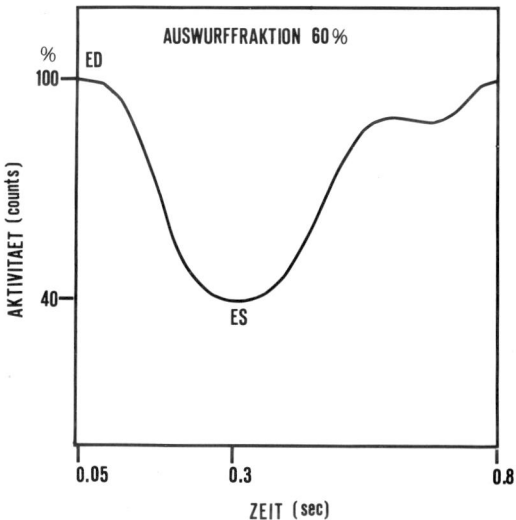

Abb. 1. Zeit-Aktivitäts-Kurve. Die Atività ist in Prozent der maximalen Counts im linken Ventrikel (End-Diastole, ED) angegeben. Die Veränderung der Aktivität über die Zeit geht parallel der Veränderung des Kammerblutvolumens. Auf die Austreibungsphase (bis End-Systole ES, tiefster Punkt) folgt die Füllungsphase mit der Vorhof-Welle

deren zweites Maximum der höchsten Aktivität im linken Ventrikel entspricht (Abb. 2). Durch hohe zeitliche Auflösung (z. B. 40 msec pro Meßpunkt) wird dieser zweigipfligen Grundkurve eine zickzackförmige Kurve überlagert, welche die Aktivitätsschwankungen pro Herzschlag wiedergibt. Hier werden die Punkte höchster Aktivität zum Zeitpunkt von End-Diastole und jene geringster Aktivität während End-Systole gemessen. Aus diesem Aktivitätsverhältnis, gemittelt über 3–4 Herzschläge, wird die Auswurffraktion berechnet.

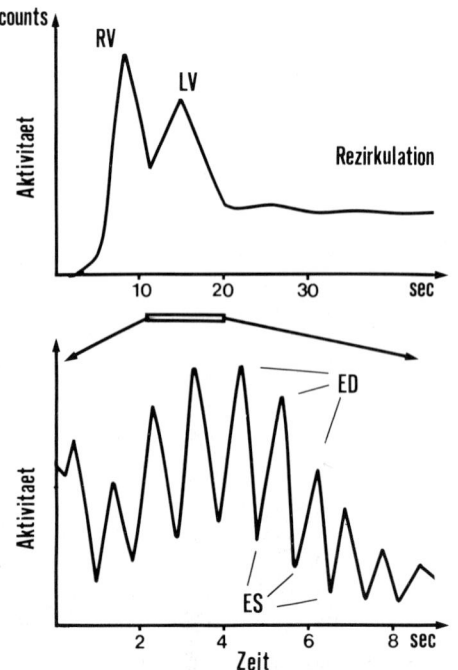

Abb. 2. First Pass Methode. Zeit-Aktivitäts-Kurve schematisch. Oben: Messung während der Aktivitätspassage durch den rechten (RV) und den linken Ventrikel (LV) sowie während der ersten Rezirkulation des Blutes („zweigipflige Kurve"). Unten: bei Meßpunkten von 40 msec Dauer und zeitlicher Spreizung kommt eine „zick-zack-förmige" Kurve zur Darstellung, deren Maxima mit End-Diastole (ED) und deren Minima mit End-Systole (ES) zusammenfallen

Bei der *Aequilibrium Technik* wird das Blut, d.h. die Erythrozyten oder das Serum-Albumin mit Technetium-99m markiert. Nach der gleichmäßigen Verteilung des Radionuklids im Blut wird die Aktivität des Blut-„Pools" über der Herzgegend mit einer Gamma-Kamera gemessen. Die R-Zacke des EKG dient als physiologischer Synchronisator, damit die Aktivität von mehreren Herzzyklen in entsprechen-

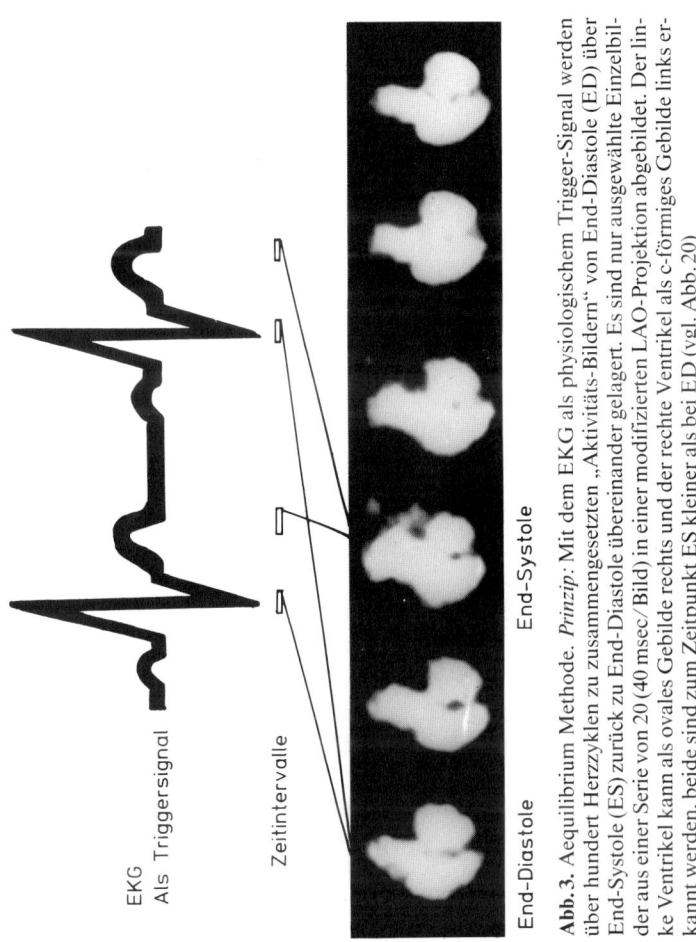

EKG
Als Triggersignal

Zeitintervalle

End-Diastole   End-Systole

Abb. 3. Aequilibrium Methode. *Prinzip:* Mit dem EKG als physiologischem Trigger-Signal werden über hundert Herzzyklen zu zusammengesetzten „Aktivitäts-Bildern" über End-Diastole (ED) über End-Systole (ES) zurück zu End-Diastole übereinander gelagert. Es sind nur ausgewählte Einzelbilder aus einer Serie von 20 (40 msec/Bild) in einer modifizierten LAO-Projektion abgebildet. Der linke Ventrikel kann als ovales Gebilde rechts und der rechte Ventrikel als c-förmiges Gebilde links erkannt werden, beide sind zum Zeitpunkt ES kleiner als bei ED (vgl. Abb. 20)

den Zeitintervallen übereinandergelagert und aufsummiert werden kann (Abb. 3). Dies wird mit Hilfe eines Computersystems erreicht. So entsteht eine Serie von zusammengesetzten „Aktivitäts-Bildern" in festgelegten Zeitintervallen, beginnend mit der R-Zacke (End-Diastole, maximale Aktivität im linken und rechten Ventrikel) bis hin zur End-Systole (minimale Aktivität in den Ventrikeln) und durch die Füllungsphase zurück zur End-Diastole. Diese Bilder können als Film in einem „endless-loop" Format betrachtet werden. Zudem kann die Aktivität in beiden Ventrikeln zu jedem Zeitpunkt gemessen und ihre Veränderung über die Zeit als Zeit-Aktivitäts-Kurve dargestellt werden (Abb. 1). Daraus wird die Auswurffraktion wie erwähnt berechnet.

Beide Verfahren haben gewisse Vor- und Nachteile, deren wichtigste in Tabelle 1 zusammengefaßt sind. Für die First Pass Technik spricht vor allem die kurze Acquisitions-Dauer von wenigen Sekunden und die zeitliche Trennung der rechts- und linksventrikulären „Bilder" mit entsprechend minimalen Überlagerungs-Artefakten. Der größte Vorteil der Aequilibrium Technik liegt in der Möglichkeit von beliebig vielen Funktionsbestimmungen über mehrere Stunden nach einer einzigen Injektion des Radiopharmakons. Damit werden Interventionsstudien (Belastung, Gabe von Medikamenten) möglich, welche bei der Beurteilung von Patienten mit koronarer Herzkrankheit sehr wichtig sind. Aufgrund dieser Tatsache und der Möglichkeit eines weitgehend Beobachter-unabhängigen und damit objektiven Auswerte-Verfahrens ziehen wir die Aequilibrium Technik (Radionuklid-Ventrikulographie) bei der Beurteilung von Patienten mit koronarer Herzkrankheit im allgemeinen der First Pass Technik vor. Entsprechend sind die im folgenden präsentierten Daten, wenn nicht anders angegeben, mit der Aequilibrium Technik erzielt worden.

2.1.2 Technik, Durchführung

Radiodiagnostikum: Technetium-99m hat sich dank seiner physikalischen Eigenschaften bei verschiedenen nuklearmedizinischen Untersuchungen als sehr günstig erwiesen. Es entsteht aus dem Mutter-Radionuklid Molybdän-99, das eine Halbwertszeit von 2,8 Tagen hat und als „Technetium-99m-Generator" kommerziell erhältlich ist. Die

Strahlenenergie von Technetium-99m beträgt 140 keV (90%), seine Halbwertszeit 6 Stunden. Unter Aussendung von Gammastrahlen geht das metastabile Technetium-99m in den Grundzustand Technetium-99 über. Für eine Aequilibrium Radionuklid-Ventrikulographie werden üblicherweise 20–25 mCi Technetium-99m intravenös injiziert, für eine First Pass Untersuchung 10–15 mCi.

Zur Radionuklid-Ventrikulographie werden hauptsächlich 2 Verfahren verwendet:

1. Humanserum-Albumin (erhältlich als spezieller „Kit") wird in vitro mit Technetium-99m markiert und

2. die autologen Erythrozyten des Patienten werden mittels kaltem Pyrophosphat in vivo (oder in vitro) markiert.

Das im kalten Pyrophosphat enthaltene Zink vermittelt als Reduktionsmittel die Markierung der Erythrozyten mit Technetium-99m. So kann spätestens nach 5 min mit einer gleichmäßigen Verteilung des Radiodiagnostikums im Blut gerechnet werden; das Technetium-99m bleibt dann während mindestens 4 Std zu einem genügend großen Prozentsatz im intravaskulären Raum nachweisbar, so daß während dieser Zeit beliebig viele Messungen vorgenommen werden können. Für die vorliegenden Untersuchungen haben wir beide Verfahren verwendet.

Instrumentation: Um die Streustrahlung möglichst zu vermeiden, d. h. ein möglichst unverzerrtes Bild der Aktivität im Herzen zu erhalten, wird ein Parallelloch-Kollimator als eine Art Linse der Gamma-Kamera vorgeschaltet. Dabei werden hochauflösende Kollimatoren verwendet, wenn eine bessere Abbildungscharakteristik gewünscht wird, hochsensitive, wenn über kurze Zeit eine möglichst hohe Zähl-Rate erzielt werden soll oder es wird als Kompromiß ein Allzweck-Kollimator gewählt. Für die hier präsentierten Untersuchungen wurden Allzweck- oder Hochsensitivitäts-Kollimatoren verwendet. Alle Untersuchungen wurden mit einer mobilen Einkristall-Szintillations-kamera (Picker DynaMo) durchgeführt.

Zur Datenkontrolle wird meist eine Methode gewählt, mit welcher durch Kontrasterhöhung die Abgrenzung des kardialen Blutpools von der umliegenden Lungenaktivität erleichtert werden kann. Normalerweise beträgt das Aktivitätsverhältnis zwischen Herzkammer und Lungenhintergrund lediglich 3:1, weshalb diese Hintergrund-

Tabelle 1. Vergleich der 2 nuklearmedizinischen Methoden zur Funktions-Bestimmung

	First Pass	Aequilibrium
Durchführung	Bolus-Injektion i. v. (bei schwerer pulmonal-arterieller Hypertonie oder Tricuspidal-insuffizienz nicht verwendbar)	i. v. Injektion (kein Bolus notwendig)
Tc-99m Trägersubstanz	beliebig	Albumin oder Erythrozyten
Acquisitionsdauer	< 30 sec	2–10 min
anatomische Darstellung	2 Herzkammern und Vorhöfe getrennt nur 1 Projektion/ Untersuchung Shunt-Nachweis	nur in modifizierter LAO-Projektion Herzkammern getrennt mehrere Projektionen/ Untersuchung kein Shunt-Nachweis
Analyse	3–4 Herzzyklen	> 100 Herzzyklen
Volumina-Bestimmung	nur Fläche-Länge Methode	Fläche-Länge oder Aktivitäts-Methoden
Rhythmusstörungen – seltene – häufige	selten während Ventrikelpassage störend Auswertung wenig zuverlässig	absorbiert, herausgefiltert Auswertung meist wenig zuverlässig
repetitive Funktions-bestimmungen	begrenzt (3–4 Untersuchungen mit zeitlichem Abstand)	unbegrenzt viele während mindestens 4 Std

Aktivität bei der quantitativen Auswertung der Radionuklid-Ventrikulographie auch speziell berücksichtigt werden muß (vgl. 2.1.3, S. 12). Zur Datenkollektion und -auswertung verwendeten wir ein Medical Data Systems (MDS) Computer System (PAD und die Weiterentwicklungen MUGA-Cart respektive A²).

Praktisch wichtig für ein zuverlässiges Resultat ist ein störungsfreies EKG-Signal. Rhythmusstörungen wie zum Beispiel Extrasystolen mit nachfolgenden postextrasystolischen Veränderungen der Kammervolumina können die Untersuchung beeinträchtigen (vergl. Tabelle 1). Vereinzelte Extrasystolen spielen bei einer Acquisitionsdauer von mehreren hundert Herzzyklen keine Rolle für die Genauigkeit der Auswurffraktion. Mit speziellen Aufnahmeverfahren (Serial- oder List-Mode) und entsprechenden Analysen können solche Rhythmusstörungen auch herausgefiltert werden. Bei gehäuften Extrasystolen oder gar einer absoluten Arrhythmie (z. B. bei Vorhofflimmern) wird das Resultat aber deutlich beeinträchtigt. Dies gilt ähnlich auch bei der First Pass Technik, falls die Extraschläge die wenigen zu analysierenden Herzzyklen betreffen. Aus diesem Grunde haben wir generell Patienten mit Vorhofflimmern oder sehr gehäuften Extrasystolen von unseren Studien ausgeschlossen.

Positionierung des Patienten: Die Untersuchungen werden in liegender Position des Patienten durchgeführt (Abb. 4). Für die First Pass Technik wird meist eine ca. 30° rechts schräge oder eine anteriore Projektion gewählt. Für die separate quantitative Erfassung beider Ventrikel bei der Aequilibrium Technik eignet sich eine 40–50° linke vordere Schräg-Projektion (LAO) mit zusätzlicher Abwinkelung von 5–10° nach kaudal hin am besten. Die optimale Detektorposition wird für jeden Patienten individuell nach Maßgabe der anatomischen Gegebenheiten festgelegt. Dabei wird die bestmögliche Separierung des linken Ventrikels (LV) von den umliegenden Strukturen, vor allem vom rechten Ventrikel und soweit möglich vom linken Vorhof angestrebt. Als Hilfe für diese Einstellung dient das Oszilloskop der Gamma-Kamera. Zur Beurteilung der Motilität anderer Wandabschnitte können auch Aufnahmen in 30° rechts schräger (RAO) oder links lateraler Projektion angefertigt werden. Diese Einstellungen führen aber häufig auch zu mehr oder weniger großen Überlagerungen verschiedener Herzabschnitte. Da zum Beispiel bei Vorliegen einer bedeutenden Mitralinsuffizienz der linke Vorhof vergrößert ist und es so in der LAO Projektion immer zu einer relevanten Überlagerung mit dem linken Ventrikel kommt, haben wir solche Patienten von unseren Untersuchungen zur quantitativen Analyse der linksventrikulären Funktion ausgeschlossen.

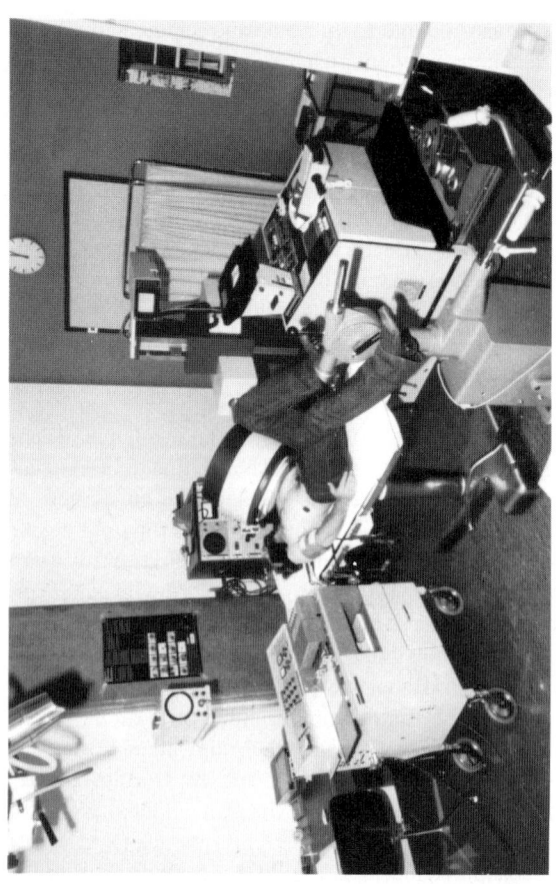

Abb. 4. Positionierung des Patienten für eine Aequilibrium Radionuklid-Ventrikulographie mit Belastung. Einstellung des Detektors der mobilen Gamma-Kamera in 45° LAO (vgl. Text). Oszilloskop (oben), Band-Aufzeichnungsgerät (rechts), EKG-Gerät mit Monitor-Einheit (links) und Defibrillator (hinten) sind deutlich erkennbar, ebenso die Manschette zur Blutdruck-Kontrolle

2.1.3 Auswertung

Zur Auswertung der First Pass Technik haben wir die von Schelbert und Mitarbeitern vorgeschlagene Methode gewählt [99]. Dabei wird die Aktivität über beiden Herzkammern in einer von Hand eingezeichneten Region gemessen und die zweigipflige Zeit-Aktivitäts-Kurve bestimmt. Durch die zeitliche Trennung und Spreizung der Kurve (40 msec pro Meßpunkt) kann nun die Auswurffraktion für jede Herzkammer separat berechnet werden (Abb. 2). Die Hintergrund-Aktivität wird in einem U-förmigen Bezirk um den linken resp. rechten Ventrikel gemessen. Diese Analyse ergab eine sehr gute Übereinstimmung der berechneten Auswurffraktionen mit den Kontrastmittel-angiographischen Bestimmungen (r = .94; n = 20) und erwies sich als gut reproduzierbar. Für Details dieser Analyse wird auf die Original-Literatur verwiesen [99, 3].

Für die Auswertung der Aequilibrium Radionuklid-Ventrikulographie ergeben sich einige spezielle Probleme, welche wegen ihrer Bedeutung für die Zuverlässigkeit und Genauigkeit der Resultate im folgenden detailliert dargestellt werden.

Bezeichnung der Regionen: Zur Berechnung der linksventrikulären Auswurffraktion mit der Aequilibrium Radionuklid-Ventrikulographie sind verschiedene Methoden vorgeschlagen worden. Als Standard-Vergleichs-Methode diente dazu immer die Kontrastmittel-Ventrikulographie. Zuerst wurde gezeigt, daß Techniken, die auf der Messung der Aktivität beruhen, denjenigen Methoden überlegen sind, die auf einer Fläche-Länge-Formel basieren [28]. Dies entspricht dem Befund, daß auch bei der Kontrastmittel-Ventrikulographie Flächen-Längen-Berechnungen die effektiven Volumina eher zu unterschätzen scheinen. Dann wurde gefunden, daß die Zuverlässigkeit der Resultate unter Verwendung einer Computer-unterstützten, halbautomatischen Methode größer war als bei einer Einzeichnung der linksventrikulären Silhouette von Hand [94]. Die linksventrikuläre Region (ROI, region-of-interest, interessierende Region) wurde teils während des ganzen Herzzyklus fix gewählt entsprechend der Größe der enddiastolischen Silhouette (1. Bild, „fixe" LV-ROI), teils den Änderungen der Kammergröße während des (zusammengesetzten) Herzschlages angepaßt („variable" LV-ROI). Auch die Bezeichnung der Hintergrund-Aktivität, welche quasi zur Bestimmung der Null-Linie dient, wurde sehr unterschiedlich gehandhabt. Dennoch errechneten sich jeweils Korrelationen im Vergleich mit der Standardmethode mit Korrelationskoeffizienten zwischen r = 0,80 – r = 0,95 [3, 13, 28, 69, 104].

Um aus all diesen Auswertemöglichkeiten empirisch eine best-mögliche Lösung zu finden und gleichzeitig den Einfluß verschieden bezeichneter Hintergrund-Regionen auf die Auswurffraktions-Resultate zu bestimmen, führten wir eine eigene Studie durch [94]. 76 Patienten, 21 Frauen und 55 Männer, wurden innerhalb einer Woche von der Linksherzkatheter-Untersuchung in Ruhe untersucht und die Daten der Radionuklid-Ventrikulographie zur Analyse auf Magnetband gespeichert. Für jede Untersuchung wurden fünf verschiedene Hintergrund-ROIs bezeichnet. Der durchschnittliche Wert der Hintergrund-Aktivität wurde dann als Counts pro Pixel entweder von der „fixen" oder „variablen" LV-ROI abgezogen. Die so aus der Zeit-Aktivitäts-Kurve errechneten Auswurffraktions-Werte wurden mit den Resultaten der Kontrastmittel-Ventrikulographie verglichen. Bei 30 zufällig ausgewählten Studien wurde die inter- und intra-Beobachter Variabilität bestimmt; zusätzlich wurden die Studien von 15 Patienten nach 2 Wochen erneut analysiert, um so die Variabilität über die Zeit zu erfassen. Die folgenden Hintergrund-ROIs wurden bezeichnet:

a) „null"-Aktivität, d. h. keine Hintergrund-Korrektur
b) 50% der Aktivität in der LV-ROI während End-Systole
c) eine von Hand eingezeichnete „Standard" Hintergrund-Region außerhalb des linken unteren Randes des linken Ventrikels während End-Diastole
d) eine automatisch vom Computer bezeichnete Region außerhalb des linken Randes des end-diastolischen linken Ventrikels, gemessen während End-Systole und
e) eine Ring-förmige Hintergrund-Region um den linken Ventrikel während End-Diastole mit einer Fläche von ½–¾ der LV-ROI, ebenfalls von Hand mit dem Lichtgriffel eingezeichnet.

Computer-Auswertung: Für jede Messung wurden mehrere hundert Herzzyklen (R zu R-Intervalle) mit dem Computer unter Mithilfe des EKG-Triggers integriert, damit multiple zusammengesetzte Bilder von gleicher Zeitdauer entstanden. Jeder Herzschlag wurde in 28 Bilder (Frames) von je nach Herzfrequenz 20–40 msec Dauer aufgeteilt. Während einer Acquisitionsdauer von 5 min konnten so nach Abzug der Hintergrund-Aktivität durchschnittlich 10 000 (8 000–18 000) Counts in der LV-ROI im ersten end-diastolischen Bild von 40 msec Dauer gesammelt werden. Mit einem speziellen Algorhythmus (MUGE) bestimmte der Computer Beobachter-unabhängig den Rand des linken Ventrikels aufgrund der 2. Ableitung des Aktivitätsprofils und einem minimalen Abfall der Count-Rate von 5% pro Pi-

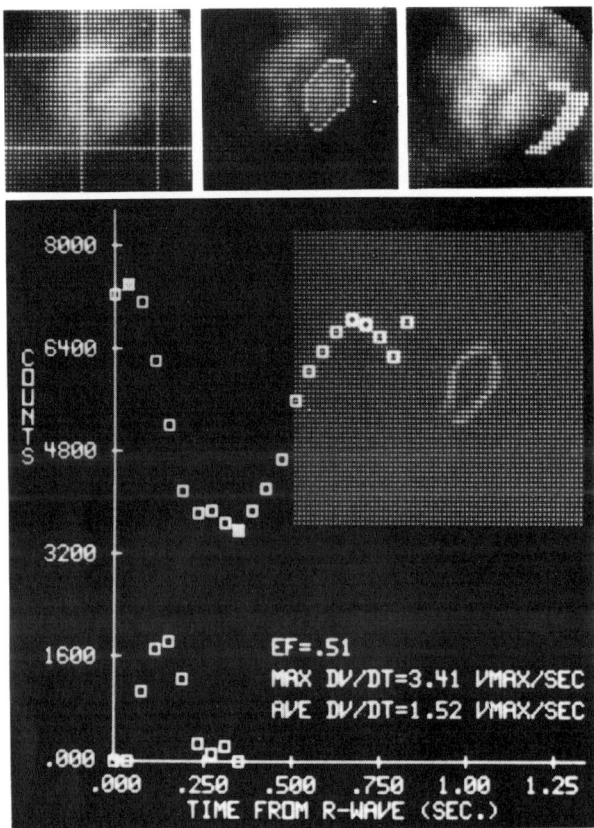

Abb. 5. Aequilibrium Radionuklid-Ventrikulographie. Computer Auswertung. Die linksventrikuläre Aktivität wird von einem Rechteck umgeben (oben links). Vom Punkt höchster Aktivität in diesem Rechteck aus wird die Umrandung des linken Ventrikels aufgrund der 2. Ableitung des Aktivitätsprofils festgelegt (oben Mitte, vgl. Text). Der Computer bezeichnet außerhalb des linken Ventrikels eine Hintergrund-Region, dargestellt im end-systolischen Bild (oben rechts). Aus den Veränderungen der Aktivität im linken Ventrikel wird unter Abzug der Hintergrund-Aktivität die Zeit-Aktivitäts-Kurve gebildet und die Auswurffraktion (EF) berechnet

xel. Die Schwelle zur Bestimmung der linksventrikulären Silhouette wurde dann in 5%-Schritten gesenkt bis die ganze LV-ROI während End-Diastole durch die Funktion der 2. Ableitung definiert war. Die so umschriebene Region diente als „fixe" LV-ROI für den ganzen Herzzyklus. Zur Definition der variablen LV-ROI wurden auf demselben Aktivitäts-Niveau auch alle folgenden Bilder des ganzen Herzzyklus analysiert und dabei nur die Aktivität in der sich ändernden linksventrikulären Region gemessen (Abb. 5).

Resultate: Bei der Kontrastmittel-Ventrikulographie lagen die Auswurffraktionen (EF) zwischen 11 und 89% (mittel $58 \pm 18\%$). Bei der Radionuklid-Ventrikulographie fielen die EF-Werte bei Verwendung der „fixen" LV-ROI durchwegs tiefer aus als bei der „variablen" LV-ROI. Die „Computer"-bezeichneten und die „Ring"-förmigen Hintergrund-Regionen ergaben zusammen mit einer „variablen" LV-ROI die besten Absolutwerte und Korrelationen mit den Werten der Kontrastmittel-Ventrikulographie; auch unter Verwendung der „fixen" LV-ROI fand sich die beste Übereinstimmung mit den invasiv erhobenen Werten bei Verwendung der „Ring"-förmigen Hintergrund-ROI. Allerdings war die Variabilität von wiederholten Bestimmungen bei den von Hand eingezeichneten Methoden „Standard" und „Ring" signifikant größer als bei den Computer-Techniken.

Obwohl diese Untersuchung nur die am meisten verwendeten Lösungen überprüft hat, zeigte sich doch eine deutliche und voraussagbare Beziehung zwischen den linksventrikulären und den Hintergrund-Regionen. Da von den vielen geprüften Kombinationen die größte Treffsicherheit und die beste Reproduzierbarkeit mit einer „variablen" LV-ROI und einer vom Computer automatisch bezeichneten Hintergrund-ROI erzielt wurde und dies mit unserem Computer-System einfach und weitgehend unabhängig vom Untersucher durchgeführt werden kann, wählten wir diese Methode für alle weiteren Bestimmungen der Auswurffraktion.

2.1.4 Reproduzierbarkeit

Falls klinische Entscheidungen auf den Resultaten solcher nicht-invasiver Funktionsbestimmungen basieren sollen, muß nachgewiesen werden, daß die Ergebnisse in Ruhe und unter Belastung reproduzierbar sind. Es wurden deshalb 16 Patienten mit stabiler, chronischer koronarer Herzkrankheit zweimal innerhalb von 15 Tagen in gleicher Weise untersucht [70]. Nach den Ruhe-Messungen wurden die Patienten einer steigenden Belastung mit Stufen von je 3 min unterzogen und die Daten-Acquisition auch während 10 min in der Erholungsphase weitergeführt. Die Auswurffraktion wurde in Ruhe, während den zwei letzten Minuten jeder Belastungsstufe sowie während den Minuten 2/3, 4/5 und 9/10 nach Belastung bestimmt.

Resultate: Herzfrequenz und Blutdruck zeigten weder in Ruhe noch unter Belastung signifikante Unterschiede zwischen beiden Untersuchungen. Fünf Patienten klagten bei beiden Untersuchungen über Angina pectoris, während die übrigen 11 die Belastung jeweils wegen Müdigkeit abbrachen. Die Auswurffraktion zeigte eine ausgezeichnete Reproduzierbarkeit sowohl in Ruhe und unter maximaler Belastung (Abb. 6) als auch in der Erholungsphase. Damit erwies sich die Radionuklid-Ventrikulographie als zuverlässige Methode in der Beurteilung der linksventrikulären Funktion und ihrer Veränderung unter Belastung.

Die Reproduzierbarkeit von aufeinanderfolgenden 2-Minuten-Berechnungen bestimmt bei 24 Patienten in Ruhe war ebenfalls ausgezeichnet ($r = 0,98$). Es errechnete sich eine absolute Differenz zwischen den einzelnen Bestimmungen von nur $0,1 \pm 2,2$ (1 SD) EF% [69]. Dies bedeutet, daß eine Änderung der Auswurffraktion zwischen zwei aufeinanderfolgenden 2-Minuten Perioden mindestens 5 EF% (2 SD) betragen muß, um statistisch signifikant zu sein.

2.1.5 Vergleich mit invasiv bestimmten Werten

Als Standard-Methode zur Bestimmung der linksventrikulären Auswurffraktion dient die Kontrastmittel-Ventrikulographie. An ihr müssen alle nicht-invasiven Verfahren gemessen werden. Bei der Aequilibrium Technik stellt sich zudem die Frage, ob zuverlässige Werte auch mit einer kurzen Acquisitions-Dauer erzielt werden können, so daß Messungen z. B. unter Belastung sinnvoll sind.
Zur Validierung der Berechnungen der Auswurffraktion (EF) mit der Aequilibrium Radionuklid-Ventrikulographie während einer kurzen

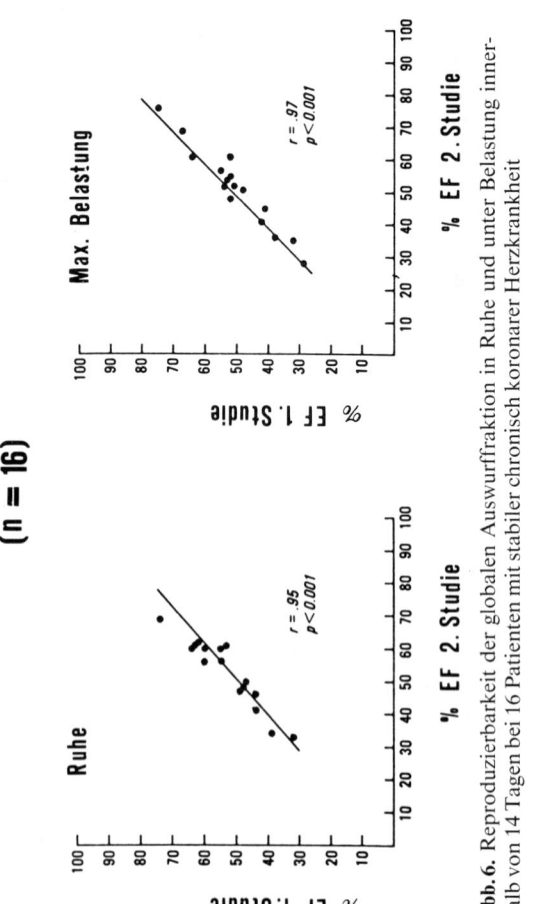

Abb. 6. Reproduzierbarkeit der globalen Auswurffraktion in Ruhe und unter Belastung innerhalb von 14 Tagen bei 16 Patienten mit stabiler chronisch koronarer Herzkrankheit

Acquisitionszeit von lediglich 2 min und zum Vergleich beider szintigraphischer Methoden wurden 38 Patienten mit Verdacht auf koronare Herzkrankheit speziell untersucht [69]. Es handelte sich um 6 Frauen und 32 Männer (Alter 39–73 Jahre), deren definitive Katheter-Diagnosen 33 × koronare Herzkrankheit, 3 × kongestive Kardiomyopathie und 2 × keine Herzkrankheit lauteten. Es wurden 2 Gruppen gebildet: Gruppe A umfaßte 24 Patienten, bei denen First Pass und Aequilibrium Radionuklid-Untersuchungen sowie Kontrastmittel-Ventrikulographie in Ruhe innerhalb von 30 min (16 Patienten) resp. 24 Std (8 Patienten) durchgeführt wurden. Die nuklearmedizinischen Messungen wurden vor der Kontrastmitteluntersuchung durchgeführt, um Auswirkungen von Kontrastmittel-bedingten Volumenveränderungen auf die linksventrikuläre Funktion zu eliminieren. Gruppe B umfaßte 14 Patienten, die mittels First Pass und Aequilibrium Radionuklid-Angiographie in Ruhe und unter Belastung untersucht wurden. Für die Auswertung wurden die oben beschriebenen Methoden verwendet. Bei der Aequilibrium Technik wurden Daten von lediglich 2 min Acquisitionsdauer (zu zwei verschiedenen Zeiten) in Ruhe mit Daten von 5 min verglichen. Unter Belastung wurden die letzten 2 min der kontinuierlichen Bandaufzeichnung zur Analyse herangezogen.

Resultate: Es konnten folgende Korrelationen errechnet werden (Abb. 7): zwischen der Aequilibrium Radionuklid-Ventrikulographie (5-Minuten-Acquisition) und der Kontrastmittel-Ventrikulographie r = 0,92, zwischen der First Pass und der invasiven Methode r = 0,92 und zwischen beiden nuklearmedizinischen Methoden r = 0,95. Die Herzfrequenz war während diesen drei Untersuchungen sehr ähnlich: 70 ± 11 min^{-1} (First Pass), 72 ± 11 min^{-1} (Aequilibrium) und 72 ± 12 min^{-1} (Kontrastmittel-Ventrikulographie). Die Variabilität der EF-Bestimmungen (5-Minuten Acquisition) von 2 unabhängigen Beobachtern betrug weniger als 2%. Die mittlere absolute Differenz der EF-Bestimmungen von zwei aufeinanderfolgenden 2-Minuten Acquisitionen in Relation zu den 5-Minuten-Werten betrug $-0,1 \pm 1,6$ EF%. Somit erwiesen sich beide szintigraphischen Verfahren ebenso wie die kurze Acquisitions-Zeit von 2 min als genügend genau im Vergleich mit der Standard-Methode, daß klinische Entscheide darauf abgestützt werden können. Interessant ist der Befund, daß die beiden nuklearmedizinischen Methoden in Ruhe (r = 0,95) und unter Belastung (r = 0,96) besser miteinander übereinstimmten als mit der Kontrastmittel-Ventrikulographie. Dies deutet auf ähnliche systematische Unterschiede zwischen den auf Aktivitäts-Messungen beruhende nuklearmedizinischen Methoden und der auf geometrischen Kalkulationen beruhenden invasiven Standard-Technik hin.

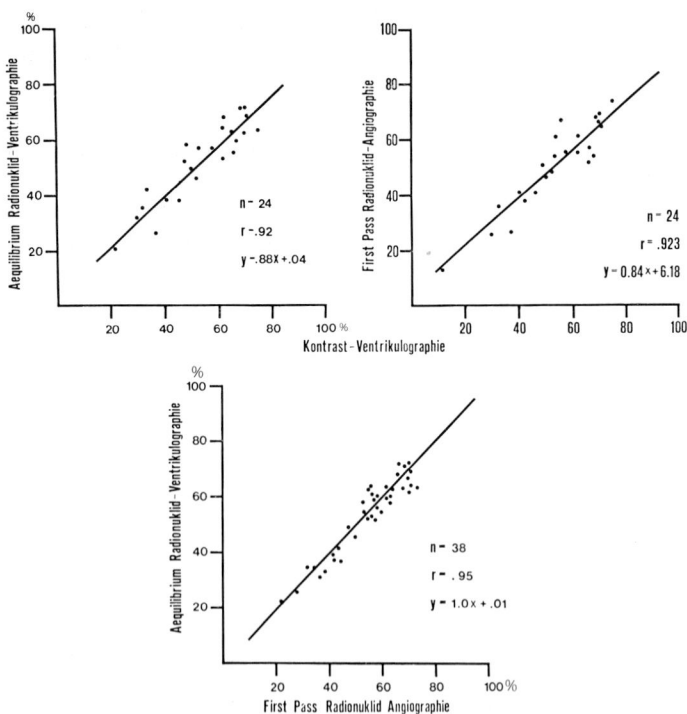

Abb. 7. Vergleich der Auswurffraktionen in Ruhe bestimmt mit der Aequilibrium- (oben links) resp. der First Pass-Methode (oben rechts) und der biplanen Kontrastmittel-Ventrikulographie (Gruppe A). Vergleich der Werte beider nuklearmedizinischen Methoden (unten; Gruppen A + B)

2.1.6 Volumenbestimmungen

Da bei der Aequilibrium Radionuklid-Ventrikulographie das Technetium-99m gleichmäßig im ganzen Blutpool verteilt ist, muß unter entsprechender Berücksichtigung der verabreichten Dosis und ihres Verteilungsvolumens auch eine direkte Relation zwischen der Aktivität im linken Ventrikel und dem Blutvolumen in dieser Kammer bestehen. Es sollte also nicht nur eine Korrelation zwischen Aktivitätsänderungen und Volumenänderungen wie bei der Auswurffraktion nachzuweisen sein, sondern auch eine direkte Beziehung zwischen der effektiv gemessenen Aktivität in einer bestimmten ROI und dem entsprechenden Volumen.

Berechnung: In einer Reihe von Untersuchungen an Phantom- und Patienten-Studien konnten wir unter der Federführung von R. Slutsky [93] folgende Formel zur Berechnung von absoluten Volumina herleiten, welche unabhängig von geometrischen Annahmen allein auf Aktivitätsmessungen beruht:

$$\text{Volumen} = \frac{\dfrac{\text{ROI Counts}}{\text{Herzschläge}} \times \dfrac{.04 \text{ sec}}{\text{Zeit/Bild}} \times 10^4}{\text{Counts}/0,1 \text{ ml Plasma}/10 \text{ sec}}$$

wobei ROI Counts = die während einer bestimmten Zeit gemessenen Counts in der interessierenden Region darstellen, z. B. im linken

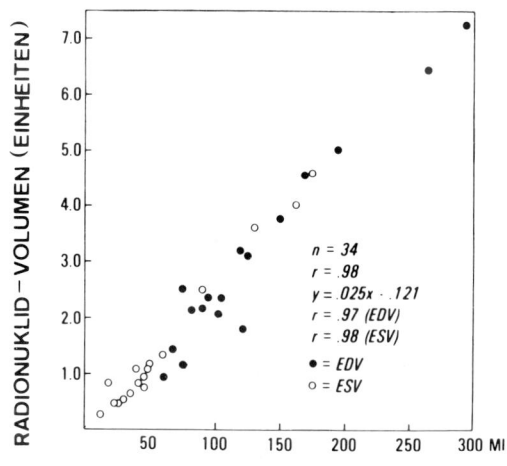

Abb. 8. Vergleich der invasiven und szintigraphischen Volumenbestimmungen in ml resp. Einheiten. EDV = end-diastolisches Volumen, ESV = end-systolisches Volumen

Ventrikel während End-Systole oder End-Diastole. Diese Aktivität wurde auf einen Herzschlag und eine Standard Acquisitionsdauer pro Bild von 40 msec normalisiert und in Relation zur Aktivität im Blutpool gesetzt. Es errechnete sich so ein Volumen-Index (unabhängige Einheiten), von dem aus mittels einer empirisch festgelegten Regressions-Gleichung ($y = 0.025 \times -.121$) die absoluten Volumina in ml angegeben werden konnten.

Resultate: Abb. 8 zeigt den Vergleich der so errechneten Volumen-Indices bei 17 Patienten mit entsprechenden Werten der Kontrastmittel-Ventrikulographie. Die Phantom-Studien zeigten ebenfalls eine ausgezeichnete Übereinstimmung der vorgegebenen und gemessenen Werte in einem Bereich von 10–450 ml ($r = .99$; $y = .143 \times + 1.16$). Andere Autoren bestätigten kürzlich solch gute Ergebnisse basierend auf ähnlichen Berechnungen, doch wurde auch kritisch auf die Bestimmung der Aktivitäts-„Konzentration" und die Problematik und Variabilität der Blutvolumenbestimmung hingewiesen.

2.1.7 Regionale Funktionsbeurteilung

Globale Indices der linksventrikulären Funktion wie die Auswurffraktion haben in Diagnose, Therapie-Kontrolle und Prognose eine große Bedeutung erlangt. Damit können allerdings regionale Abnormitäten übersehen werden. Dies hat speziell bei der Abklärung der koronaren Herzkrankheit mit ihren regionalen Veränderungen der Koronararterien große Bedeutung. Deshalb sollten auch mit nuklearmedizinischen Verfahren solch regionale Veränderungen erfaßt und wenn möglich quantifiziert werden, wenn eine größtmögliche Sensitivität der Methode erreicht werden soll.

Die verschiedenen Möglichkeiten einer regionalen Analyse reichen von der rein qualitativen Inspektion über mehr quantitative Versuche mit Umfahrung von end-diastolischen und end-systolischen Bildern bis zur rein quantitativen Messung von Aktivitätsänderungen in speziellen Ventrikelabschnitten (regionale Auswurffraktion (REF). Die Schwierigkeiten bei der quantitativen Erfassung von regionalen Funktionsstörungen liegen 1) in der drei-dimensionalen Körperform der Herzkammern, welche mehrere Projektionen zur Darstellung aller Wandabschnitte wünschbar machen, 2) in einer nicht immer optimalen Auflösung und 3) in einer teilweisen Überlagerung der darzustellenden Strukturen. Wiederholte First Pass Untersuchungen in verschiedenen Projektionen, die eine zeitliche Trennung der rechts- und linksventrikulären Aktivität ermöglichen [68], Bildung von Schlagvolumen- und Auswurffraktions-Bildern [40] sowie die Trendszintigraphie mit der Fourier-Phasenanalyse [1] sind Versuche, diese Probleme zu lösen. Maddox und Mitarbeiter haben vorgeschlagen, die LAO-Aufnahme entlang der Längsachse in 2 × 4 rechteckige Segmente aufzuteilen und darin jeweils die regionale Auswurffraktion zu bestimmen [54].

Eigene Methodik: Wir haben die linksventrikuläre ROI ausgehend vom Schwerpunktszentrum der Aktivität im end-diastolischen Bild des linken Ventrikels in 8 radiale Segmente aufgeteilt (MDS Algorythmus) [79]. Dabei haben wir den linken oberen Quadranten und den rechten oberen Oktanten wegen teilweiser Überlagerung beziehungsweise schlechter Abgrenzbarkeit von der Aorta und dem linken Vorhof von der weiteren Analyse ausgeschlossen. Der linke untere Quadrant, das heißt die zwei antero-septalen Segmente, entsprechen normalerweise dem Versorgungsgebiet des Ramus interventricularis anterior und der rechte mittlere Quadrant, das heißt die zwei posterolateralen Segmente, dem Versorgungsgebiet des Ramus circumflexus. In der LAO-Projektion verbleibt lediglich ein kleines infero-apikales Segment, welches dem Gebiet der rechten Koronararterie entspricht (Abb. 9). Da die Radionuklid-Ventrikulographie unter Berücksichtigung der Aktivitäts-„Menge" einen dreidimensionalen Körper wiederspiegelt, wird mit der regionalen Auswurffraktion effektiv die Funktion in einem ganzen Sektor und nicht nur die Bewegung bestimmter Wandabschnitte bestimmt. Daher schien uns eine Validierung bei Patienten mit Einasterkrankung im Kontrast zu einer Normalpopulation sinnvoller als der Vergleich mit Wandbewegungs-Störungen bei der Kontrastmittel-Ventrikulographie.

Resultate: Abb. 9 zeigt die Werte der regionalen EF in den erwähnten Regionen in Ruhe bei 12 Normalen, die wegen Verdacht auf koronare Herzkrankheit abgeklärt wurden. Alle zeigten eine normale körperli-

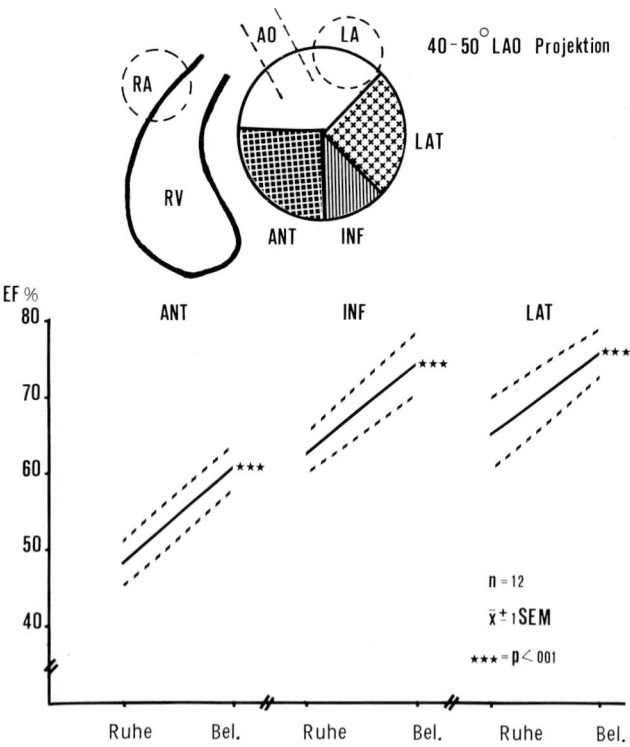

Abb. 9. Regionale Auswurffraktion. Oben: Analyse schematisch. Der linke Ventrikel wird, ausgehend vom Aktivitäts-Zentrum, in verschiedene Regionen aufgeteilt: ANT = anteroseptal; INF = inferoapikal; LAT = posterolateral. Die anderen Abschnitte werden wegen Überlagerung mit dem linken Vorhof (LA) resp. der Aorta (Ao) nicht berücksichtigt. RA = rechter Vorhof, RV = rechter Ventrikel. Unten: Normwerte in Ruhe und unter Belastung in den drei Regionen

che Leistungsfähigkeit, ein normales Belastungs-EKG und eine normale Thallium-Perfusions-Szintigraphie. Neun Patienten hatten zudem eine normale Hämodynamik in Ruhe und unter Belastung und 8 ein normales Koronarogramm.

Bei den Resultaten der 12 normalen Probanden fielen die signifikant tieferen Werte im anteroseptalen gegenüber dem posterolateralen Gebiet auf. Eine solche Unterschätzung der Septum-Motilität mit gated blood pool Studien wurde schon mehrfach beobachtet und auch die Resultate von Maddox bestätigen diese Befunde, ohne daß daraus hervorging, ob dies nur methodisch bedingt sei oder der Realität entspreche. Eine mögliche Ursache für diesen Befund bei unserer Analyse dürfte darin zu finden sein, daß das Schwerpunktszentrum in Wirklichkeit nicht fixiert ist, sondern sich während der Systole gegen Septum und Aortenklappen hin verschiebt. Da dies mit unserer Methode nicht nachvollzogen werden kann, wird das end-systolische Volumen im anteroseptalen Segment zu groß und im posterolateralen Segment zu klein gemessen. Damit werden mögliche Unterschiede in der regionalen EF dieser zwei Gebiete verstärkt. Ein weiterer Grund für solche Unterschiede kann in der Hintergrund-Bestimmung liegen: wir benützten dieselbe Größe wie für die Bestimmung der globalen EF, während effektiv die Hintergrund-Aktivität im Septumbereich etwas höher sein sollte als im posterolateralen Bezirk.

Die Resultate der Patienten mit koronarer Einast-Erkrankung werden im Kapitel Diagnostik eingehend dargestellt (3.1.2, S. 43).

Reproduzierbarkeit: Die Reproduzierbarkeit der regionalen Analyse wurde folgendermaßen überprüft: bei 15 Patienten wurde die regionale EF in 2 aufeinanderfolgenden Untersuchungen von 2 min Acquisitionsdauer bei unveränderter Detektorposition bestimmt. Dabei fand sich eine gute Übereinstimmung der Werte mit Korrelationseffizienten von r = .93 für das anteroseptale, r = .93 für das inferoapikale und r = .92 für das posterolaterale Gebiet (Abb. 10). Die mittlere Differenz der 2 Messungen betrug 0,16 ± 5,17 EF%, d.h. daß aufgrund einer doch beträchtlichen individuellen Variabilität eine Änderung im Einzelfall mindestens 10 EF% (= 2 SD) in einem gegebenen Segment betragen muß, damit sie signifikant wird [79].

Fünfzehn andere Patienten wurden nach einem Intervall von 45–90 min ein zweites Mal untersucht, wobei sowohl Patient wie Detektor neu positioniert wurden. 10 Patienten wurden beide Male auch submaximal belastet. Blutdruck und Puls blieben in Ruhe und während Belastung unverändert. Durch diese Neu-Einstellung fiel die Reproduzierbarkeit in allen Regionen etwas schlechter aus (r-Werte .80–.87), während sie für die globale Auswurffraktion unverändert gut blieb (r = .97). Auf Grund der größern Variabilität muß in dieser Situation eine Änderung der REF von ⩾ 14% (2 SD) anteroseptal resp.

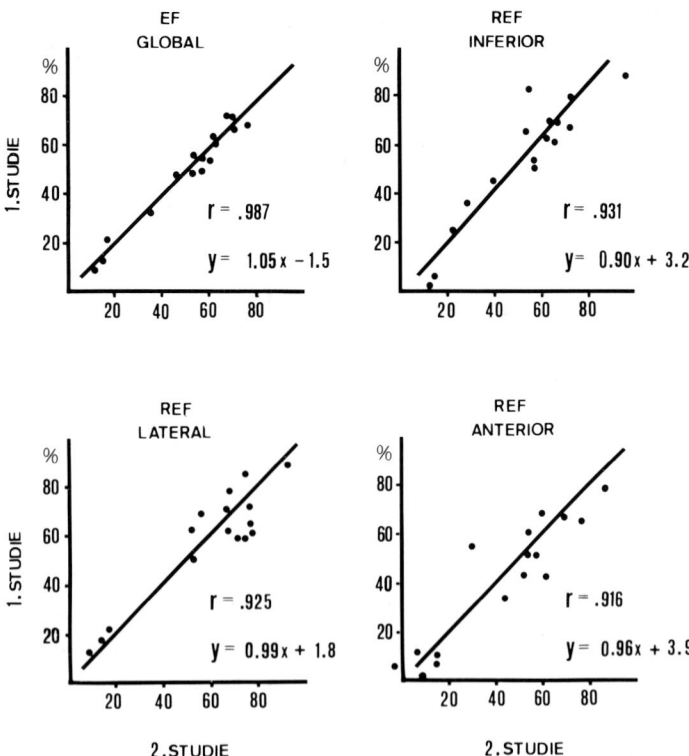

Abb. 10. Reproduzierbarkeit der regionalen Auswurffraktion (REF) in den 3 Regionen und der globalen Auswurffraktion (EF) zum Vergleich bei 16 Patienten

posterolateral und von $\geq 20\%$ inferoapikal erreicht werden, damit sie im Einzelfall signifikant wird.

Damit zeigte sich, daß diese Methode stark von der Kamera-Positionierung abhängt: die Variabilität war recht groß und die Reproduzierbarkeit bei 2-maliger, unabhängiger Kamera-Einstellung deutlich schlechter als bei unveränderter Position. Bei gleicher Kameraposition erwies sich die regionale Analyse aber als zuverlässige Methode, die sich zum Nachweis von Veränderungen bei Interventionsstudien durchaus eignet.

2.2 Thallium-201-Szintigraphie

2.2.1 Prinzip, Technik, Durchführung

Prinzip: Thallium-201 verhält sich als monovalentes Katjon im Körper nach einer intravenösen Injektion sehr ähnlich dem Kalium: seine Aufnahme im Herzmuskel (und in anderen Organen) erfolgt im Prinzip proportional dem myokardialen Blutfluß und ist abhängig von der Zellfunktion. Die Beziehung zwischen Blutfluß und Katjonen-Aufnahme im Myokard ist in verschiedenen Arbeiten im Vergleich mit Mikrosphären [85], bei Infarkt-Modellen im Tierexperiment [117] und während Hyperämieversuchen [24, 105] belegt worden. Die Aufnahme durch die Zelle ist zudem von deren Energieausschöpfung, von der Membran-ATPase und vom aktiven Zellmembran-Transport abhängig [51]. Unter speziellen Umständen können auch andere Faktoren eine Rolle spielen: Infusionen von Glukose und Insulin führen zu signifikanter Zunahme der Katjonen-Aufnahme, ebenso können Medikamente wie Digitalis, Diuretika und Propranolol die myokardiale Katjon-Kinetik verändern. Diese Einflüsse spielen vor allem bei der Quantifizierung der regionalen Katjonen-Aufnahme eine Rolle.

Das praktische Ziel der Thallium-Szintigraphie besteht darin, Myokardareale mit alten oder frischen Nekrosen und Bezirke mit vitalem aber vorübergehend ischämischem Herzmuskel vom gesunden Myokard abzugrenzen. Abb. 11 zeigt schematisch das Prinzip der Thallium-201-Aufnahme je in einer Myokardzelle, deren Blutversorgung normal, von einer Stenose beeinträchtigt oder hinter einem Koronarverschluß minimal ist. Der Zustand von Blutfluß und Zellfunktion ist in Ruhe und unter Belastung dargestellt: dazu sind die Auswirkungen auf das Szintigramm angegeben. Während die Thallium-201-Aufnahme und damit die gemessene Aktivität in einem Narbenbezirk immer relativ gering ausfällt, ist sie in einem vitalen Myokardareal, das zum Beispiel unter Belastung ischämisch wird, nur während dieser Phase in Relation zu einem normalen Bezirk reduziert. Dies geht in Beziehung zur Zeit auch aus Abb. 12 hervor: die experimentell gemessene Aktivität im Myokard steigt in einem normal perfundierten Areal rasch an und fällt nach einem Maximum von 5–10 min nach intrave-

● PHYSIOLOGISCHE GRUNDLAGEN

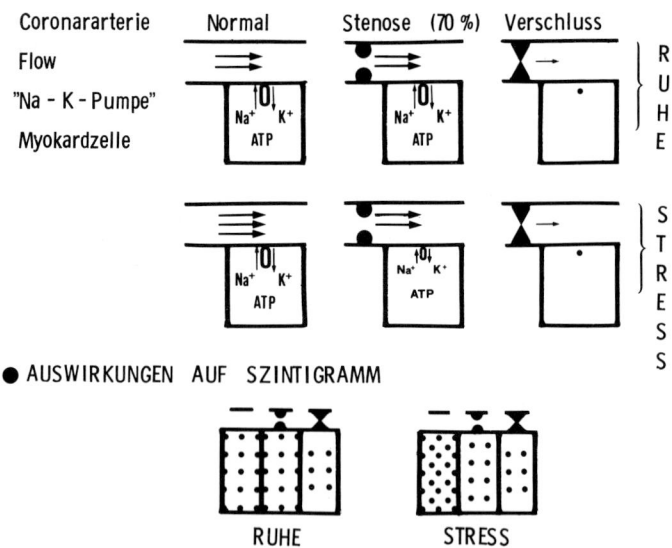

Abb. 11. Thallium-201 Szintigraphie. Prinzip (schematisch). Es ist je eine Myokardzelle in einem normal perfundierten Gebiet, im Bereich einer Koronarstenose resp. hinter einem Koronarverschluß dargestellt. Die Veränderungen des Blutflusses (Pfeile) und der Zell-Aktivität („Na-K-Pumpe") sind unter Belastung (unten) im Vergleich zur Ruhe (oben) angegeben. Ganz unten sind die Auswirkungen auf das Szintigramm dargestellt

nöser Injektion langsam wieder ab. Im Gegensatz dazu nimmt die Aktivität im Narbenbezirk nur sehr langsam zu, während die Zunahme in einem vorübergehend ischämischen Gebiet rasch erfolgt und normalerweise nach 3–4 Std das Niveau des gesunden Myokards erreicht (oder sogar überschreitet) [84]. Auf diesen Beobachtungen der Reperfusion vorübergehend ischämischer Bezirke beruht die Möglichkeit, an Stelle von separaten Ruhe-Aufnahmen nach einer 2. Injektion Spät-Szintigramme 3–4 Std nach Injektion des Thallium-201 unter Belastung zu registrieren. Abgesehen von einer Belastung können auch andere Interventionen eingesetzt werden, welche eine Ischämie provozieren können: Beachtung hat vor allem die Infusion von Dipyridamol erlangt [34].

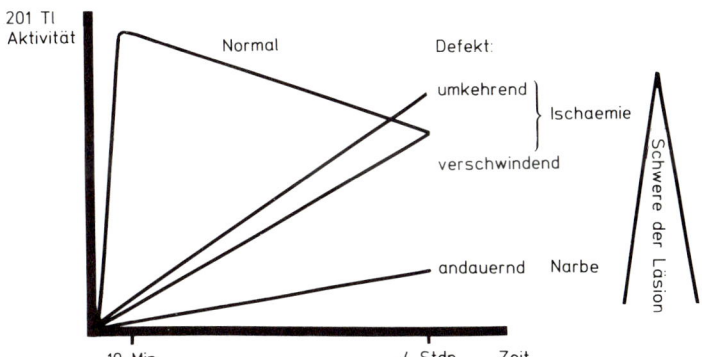

Abb. 12. Redistribution der Thallium-201 Aktivität über die Zeit (schematisch). Normal perfundierte Gebiete können von ischämischen resp. vernarbten Arealen am besten ca. 10 min nach i.v. Injektion von Thallium-201 differenziert werden (nach Belastung). Die Umverteilung setzt sofort ein. In der Regel sind unter Belastung ischämische Gebiete 3–4 Std nach Injektion (in Ruhe) nicht mehr von normal perfundierten Bezirken zu unterscheiden. Es besteht eine gewisse Korrelation zur Schwere der Koronarläsion

Radiodiagnostikum: Thallium-201 wird im Zyklotron durch Protonenbestrahlung von natürlichem, inaktivem Thalliummetall hergestellt. Durch Elektroneneinfang zerfällt es mit einer Halbwertszeit von 73 Std zu stabilem Quecksilber-201, wobei Gammastrahlen mit einer Energie von 69–80 keV (94%) und 167 keV ausgesandt werden. Für eine Untersuchung beim Menschen werden üblicherweise 1,5–2,0 mCi Thallium-201-Chlorid intravenös injiziert.

Instrumentation: Zur Aufnahme der Thallium-Szintigramme verwenden wir einen Allzweck- oder Hochsensitivitäts-Parallelloch-Kollimator und eine Einzelkristall-Szintillationskamera vom Anger-Typ (Picker Dyna-Mo). Mit Hilfe des Oszilloskopes und einem Marker wird der Punkt höchster Aktivität im Myokard in jeder Projektion aufgesucht und die Aktivität gemessen, bis 2000 respektive 3000 Counts an diesem Punkt erreicht sind. Dies entspricht total ca. 400000–500000 Counts pro Bild, wozu 3–5 min pro Aufnahme benötigt werden. Die Szintigramme werden direkt auf Polaroid- oder Röntgenfilm aufgenommen und zur digitalen Verarbeitung auf Magnetband gespeichert oder direkt dem Computer-System zugeführt (DEC Gamma-11). Sollen tomographische Aufnahmen angefertigt werden, wählen wir die Methode von Vogel und Mitarbeitern [110], das heißt ein 7-Loch-Kollimator und ein entsprechendes Computer-Programm zur Auswertung.

Durchführung, Positionierung des Patienten: Praktisch führen wir unter EKG- und Blutdruck-Kontrollen eine Symptom-limitierte aufrechte Ergometer-Belastung durch (Abb. 13). Im angelsächsischen Sprachgebiet werden Laufband-Belastungen vorgezogen (2.3.1, S. 35). Ein bis zwei Minuten vor Belastungsende, mit dem Beginn der Symptome, werden 1,5–2 mCi Thallium-201-Chlorid in eine zuvor am Vorderarm gesteckte Nadel injiziert. Nach Belastungsabbruch werden EKG und Blutdruck noch während 2–3 min kontrolliert. Sofort nach und 4 Std später werden die Szintigramme beim liegenden Patienten je in 3 identischen Projektionen aufgenommen. Zuerst wählen wir immer die 45° LAO Projektion, da damit Wandanteile beurteilt werden können, welche von allen drei Koronargefäßen versorgt werden. Darauf folgt die 75° LAO respektive links-laterale und dann die anteriore Projektion. Da bei links-lateraler Einstellung in Rückenlage das Zwerchfell durch Überlagerung mit der Unterwand Defekte vortäuschen kann, wählen wir als Alternative eine entsprechende Projektion in rechts-Seitenlage der Patienten (womit der Herz-Detektor-Abstand aber vergrößert wird) oder in letzter Zeit zunehmend die 75° LAO Projektion. Für die tomographischen Aufnahmen muß eine links-schräge Projektion gewählt werden, welche möglichst senkrecht auf der Längsachse des Herzens steht. Diese Einstellung ist in Anbetracht der Variabilität der anatomischen Gegebenheiten nicht sehr einfach und benötigt auch in geübten Händen einige Minuten Zeit.

2.2.2 Auswertung

Die Auswertung erfolgt zuerst als rein qualitative Inspektion der analogen Bilder, wobei sowohl die absolute Größe des Herzens, die Wanddicke in Relation zum Cavum, die Homogenität der Aktivitätsverteilung im Myokard, die Ausdehnung und Schwere von Defekten (Aktivitätsverminderung) in Relation zu Regionen mit guter „Anfär-

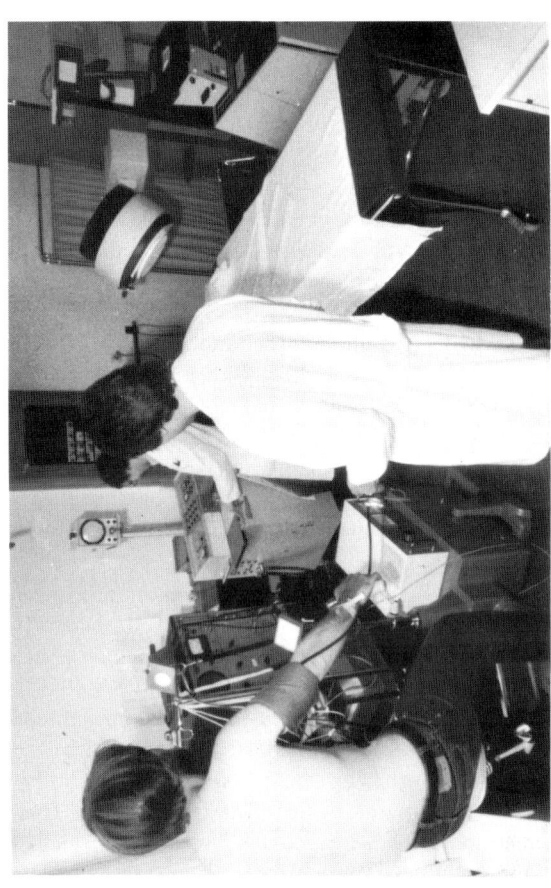

Abb. 13. Durchführung der Thallium-Szintigraphie. Der Patient wird auf dem Ergometer unter EKG- und Blutdruck-Kontrollen belastet. Eine Nadel ist am Vorderarm i. v. gesteckt zur Thallium-201 Injektion bei Auftreten von Symptomen. Nach Belastungs-Ende legt sich der Patient auf den Untersuchungstisch, wo die szintigraphischen Aufnahmen mit der Gamma-Kamera (im Hintergrund) angefertigt werden. EKG-Monitor (hinten Mitte), Defibrillator (hinten links) und Arzt sind erkennbar

bung" und die Beziehung der myokardialen zur umliegenden Aktivität, vor allem in der Lunge, beurteilt werden sollen. Die Erfahrung zeigt, daß vor allem die „Spitzenverdünnung" oft zu Diskussionen Anlaß gibt, welche durch den relativ dünnen Wandbezirk einerseits und durch die größte Bewegungsunschärfe an diesem Ort andererseits zustandekommt. Zusätzlich können vor allem eine Zunahme des Ventrikel-Volumens und Änderungen seiner Geometrie zu eigentlichen Spitzendefekten führen, die nicht auf einer koronaren Minder-

31

durchblutung beruhen. Weitere Interpretations-Schwierigkeiten entstehen in Klappen-nahen Gebieten, da der Klappenring als Marker fehlt, so im infero-posterioren Bereich (bei der Mitralklappe) und im oberen Septum in der LAO-Projektion (bei der Aortenklappe).

Neben dieser qualitativen Beurteilung sind verschiedene Methoden zur quantitativen Analyse der Thallium-Szintigramme vorgeschlagen worden [110]. Neben gewissen prinzipiellen Einschränkungen (2.2.1, S. 27) ist dabei vor allem zu berücksichtigen, daß die Gesamtaktivität im Herzmuskel proportional zur relativen Myokardperfusion aufgenommen wird [59] und damit eine absolute Größe zur Kalibration fehlt. Da zudem die Redistribution der Thallium-201-Aktivität über die Zeit gewissen Schwankungen unterliegt, wird ein direkter quantitativer Vergleich von Sofort- und Spätaufnahmen bei denselben Patienten erschwert. So fanden wir in einer Untersuchung bei 95 koronarographisch kontrollierten Patienten zwar eine ebenso gute Sensitivität, hingegen eine deutlich schlechtere Spezifität (42% vs 79%) der digitalisierten Bilder gegenüber der qualitativen Interpretation von analogen Aufnahmen. Diese Schwierigkeiten können zum Teil durch den Vergleich mit Werten eines Normalkollektivs umgangen werden. Verschiedene Autoren konnten eine Verbesserung der Zuverlässigkeit ihrer Interpretation aufgrund solch semiquantitativer Analysen nachweisen. Dabei verwendeten Vogel und Mitarbeiter eine radiale Analyse der tomographischen Schnitte [110], während zum Beispiel Garcia und Mitarbeiter Auswaschkurven von konventionellen Thallium-Aufnahmen zur semiquantitativen Analyse benutzten [29]. Die weitere Entwicklung der Quantifizierung von Thallium-Szintigrammen sollte es auch ungeübten Untersuchern leichter machen, die Befunde richtig zu interpretieren.

2.2.3 Variabilität

Da das Herz bezüglich Lage im Thorax, Größe und Myokard-Dicke schon in einem Normal-Kollektiv relativ große Unterschiede aufweist, ist die Kenntnis der Variabilität der Befunde wichtig. Wir legten deshalb vier unabhängigen Untersuchern 72 konsekutive Thallium-Untersuchungen zur Analyse vor: mindestens 3 Interpreten stimmten in 89% aller normalen Studien, 88% aller Narben- und 85% aller Ischämie-Befunde überein. Eine ähnliche Zahl von 10–15% unschlüssiger Thallium-201-Befunde wurden auch von anderen Autoren beschrieben [12]. Diese Variabilität in der Interpretation sollte durch semiquantitative Analysen verringert werden können. Unter Verwendung spezieller Kriterien, die auf einer Varianz-Analyse von mehreren Beobachtern basieren, konnten Okada und Mitarbeiter die Treffsicherheit eines einzelnen Untersuchers zur richtigen Interpretation verbessern [67]. Diese Autoren wiesen aber darauf hin, daß eine Interpretation von Thallium-Untersuchungen durch mehrere Beobachter eine verbesserte Treffsicherheit zeige und deshalb anzustreben sei. McLaughlin und Mitarbeiter konnten auf diese Art eine recht gute Reproduzierbarkeit der Thallium-Befunde nachweisen [60]. Alle im folgenden präsentierten Ergebnisse wurden zumindest von zwei erfahrenen Untersuchern interpretiert.

2.2.4 Normale Anatomie

Zur korrekten Interpretation von Thallium-Aufnahmen ist die Kenntnis der Anatomie des Herzens in verschiedenen Projektionen notwendig. In normalen Thallium-Ruhe-Bildern kommt nur der linke Ventrikel zur Darstellung, während der rechte Ventrikel vor allem wegen der viel geringeren Muskelmasse kaum erkennbar ist (Abb. 14). Der linke Ventrikel erscheint u-förmig oder oval, da nur jene Wandabschnitte zur Darstellung kommen, die senkrecht zum Detektor liegen. Entsprechend sind Aufnahmen in verschiedenen Projektionen notwendig, damit die Thallium-Aktivität in jedem Wandabschnitt separat beurteilt werden kann. Die Öffnung im „u" entspricht der Klappenebene. Aufgrund der niedrigen Photonen-Energie (80 keV) und der hohen Gewebeabsorption tragen vom Detektor entfernte Punkte weniger zum Bild bei, weshalb der Eindruck entsteht, man könne durch den Ventrikel hindurch schauen. Die Zone geringerer Aktivität im Zentrum entspricht der Herzkammer. Da die Aufnahmen Summationsbilder von einigen Minuten Dauer darstellen, sind die Ränder infolge von Bewegungen und Kontraktionen des Herzens ziemlich unscharf. Verschiedene Autoren haben deshalb EKG-getriggerte Aufnahmen vorgeschlagen. Dadurch wird aber die Registrierdauer pro Bild auf 10–20 min verlängert, was wegen der beginnenden Redistribution nach Belastung für die Praxis zu lang ist.
Eine normale Thallium-Szintigraphie ist in Abb. 14 in Relation zur

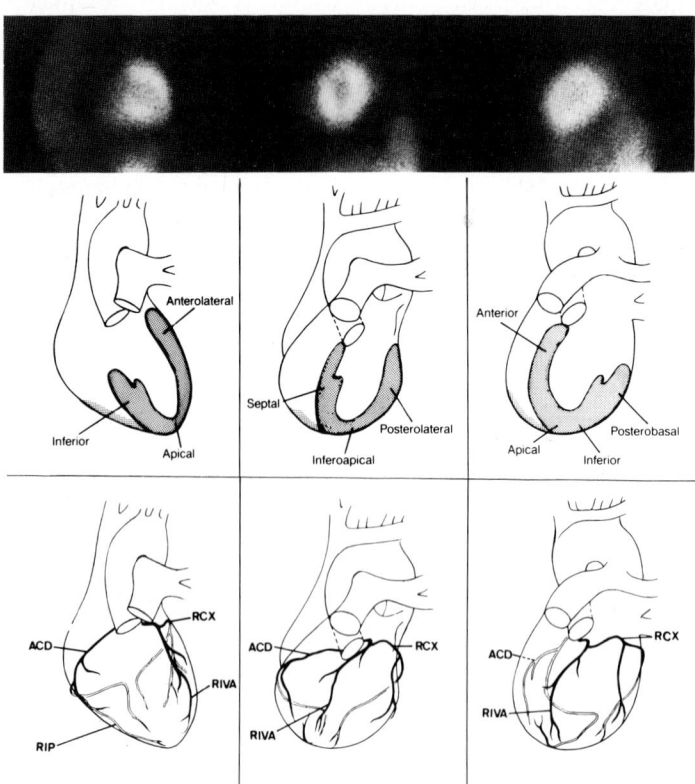

Abb. 14. Anatomie zur Thallium-Szintigraphie. Oben sind normale Thallium-Aufnahmen in den 3 Projektionen abgebildet, darunter die anatomischen Beziehungen schematisch dargestellt. Die in jeder Projektion zu beurteilenden Wandabschnitte sind gekennzeichnet. Die untersten Abbildungen zeigen zum Vergleich den Verlauf der Koronararterien: RIVA = Ramus interventricularis anterior, RCX = Ramus circumflexus, ACD = Arteria coronaria dextra, RIP = Ramus interventricularis posterior der rechten Koronararterie

Anatomie der Ventrikelwände und der Koronararterien schematisch dargestellt. In der anterioren Projektion kommen die anterolateralen, die inferioren und die apikalen Abschnitte zur Darstellung, in der links-schrägen Aufnahme können vor allem das Septum und die posterolaterale Wand sowie ein kleines Stück der infero-apikalen Region beurteilt werden, während in der links-lateralen Projektion die Vorder- und Unterwand sowie die Spitzenregion einsehbar sind. Wackers und Mitarbeiter sowie Cook und Mitarbeiter haben diese Beziehungen anhand experimenteller Untersuchungen im Detail beschrieben [112, 20].

Die Wanddicke kann ebenfalls grob abgeschätzt und mit verfeinerten Methoden auch semiquantitativ erfaßt werden. Da die koronare Gefäßversorgung recht großen Variationen unterliegt, ist eine sichere Zuteilung der verschiedenen Wandabschnitte zu den einzelnen Herzkranzarterien nicht immer möglich. Wie aus Abb. 14 hervorgeht, werden Vorderwand und Septum in der Regel vom Ramus interventricularis anterior und die postero-lateralen Wandabschnitte vom Ramus circumflexus der linken Koronararterie versorgt. Die Unterwand wird von der rechten Koronararterie durchblutet. Im Kapitel 3.2.2 (S. 57) werden Resultate einer Analyse dargestellt, bei der versucht wurde, aufgrund dieser Beziehungen szintigraphisch die Lokalisierung von Koronarstenosen vorauszusagen.

Die freie Wand des rechten Ventrikels kann in der LAO-Projektion sofort nach Belastung normalerweise beurteilt werden. Ist sie auch in Ruhe gut abgrenzbar, besteht Verdacht auf eine rechtsventrikuläre Hypertrophie.

Die Anatomie des Herzens und seine Lage im Thorax unterliegt auch unter normalen Umständen ganz beträchtlichen Unterschieden, was bei der Thallium-Szintigraphie deutlich zum Ausdruck kommt. Ihre Kenntnis ist Voraussetzung für eine sinnvolle Interpretation der szintigraphischen Bilder.

2.3 Belastungstest

2.3.1 Prinzip, Durchführung

Bei allen Untersuchungen zur Abklärung der koronaren Herzkrankheit, vor allem aber bei den nicht-invasiven Methoden, spielt der Belastungsversuch eine wichtige Rolle. Bei der Belastung wird der Patient aufgefordert, die funktionelle Reserve seiner Herzleistung auszuschöpfen, womit Abnormitäten zutage treten können, die in Ruhe nur latent vorhanden sind. Klassisches Beispiel hierfür ist die Ischämie angezeigt durch die Angina pectoris, die erst auftritt, wenn die Durchblutung des bei Arbeit mehr Sauerstoff benötigenden Myokards nicht mehr ausreicht, und die nach Abbruch der Belastung rasch wieder verschwindet. Daraus und aus der Tatsache, daß die Normwerte der maximalen Belastung je nach Alter und Trainingszustand eine große individuelle Streuung aufweisen (1 SD = ca. $\pm$ 20%), ergibt sich die wichtige Erkenntnis, daß ein diagnostischer Belastungstest prinzipiell Symptom-limitiert sein sollte. Dabei können lediglich das Erreichen der maximalen Herzfrequenz, das Auftreten von Zeichen einer schweren Ischämie im EKG[26], ein Blutdruck-Abfall während Belastung[61] und Auftreten von schwerwiegenden Rhythmusstörungen (Lown Klassen III–V) zum vorzeitigen Abbruch zwingen.

Soll der Belastungstest aber solchermaßen Symptom-limitiert durchgeführt werden, müssen die Risiken bekannt und die nötigen Vorsichtsmaßnahmen getroffen sein. Nach einer Sammelstatistik von Scherer und Kaltenbach bei total über 1 Mio Belastungstests fanden sich folgende Komplikationen[101]: bei der Untersuchung von ca. 350000 Sportlern wurden keine schwerwiegenden Komplikationen beobachtet. Bei 712000 diagnostischen Belastungsuntersuchungen traten 17 Todesfälle und insgesamt 96 lebensbedrohliche Komplikationen auf (Kammertachykardien/Kammerflimmern, Myokardinfarkt, Lungenödem). Somit muß mit einer lebensbedrohlichen Komplikation pro 7500 Belastungen gerechnet werden, wobei diese Zahl bei bekannter oder sehr wahrscheinlicher koronarer Herzkrankheit noch höher liegen dürfte. Bei unseren bisher ca. 1500 diagnostischen Belastungstests im Zusammenhang mit der Thallium-Szintigraphie mußten zwei Patienten während resp. sofort nach Belastung wegen plötzlich aufgetretenem Kammerflimmern defibrilliert werden. Daraus leiten sich folgende Forderungen ab: jeder Belastungstest sollte ärztlich überwacht werden. Das EKG muß während Belastung und wenigstens 2 min in der Erholungsphase am Monitor beobachtet werden. Der Blutdruck muß vor, mehrmals während und nach Belastung gemessen werden. Ein Defibrillator und entsprechende Notfallmedikamente müssen in Griffweite bereitstehen.

Von den verschiedenen Belastungsarten hat sich der Stufentest, das heißt eine zunehmende Belastung in Belastungsstufen von 3 min ohne Unterbrechung am besten bewährt. Während im angelsächsischen Sprachgebiet, vor allem in den USA, die Laufband-Belastung dank ihrer dem Patienten bekannten Belastungsart vorgezogen wird, hat sich in Europa die Ergometrie wegen ihrer genaueren Dosierbarkeit durchgesetzt.

Für Patienten, welche aus verschiedensten Gründen keiner dynamischen Belastung unterzogen werden können, stehen als Alternativen isometrische Belastungs-Test („handgrip" [65] oder „cold pressor" Test [38]) zur Verfügung. Beide haben hämodynamisch etwas andere Reaktionen zur Folge als die dynamische Belastung, aber sie sind im Zusammenhang mit szintigraphischen Verfahren zur Diagnostik der koronaren Herzkrankheit ebenfalls erfolgreich angewendet worden. Sie haben bei Funktions-Untersuchungen den Vorteil, daß die Körperposition des Patienten während der Belastung stabiler ist als bei der Ergometrie, ihre Belastungsform entspricht aber weniger den täglichen körperlichen Anforderungen eines durchschnittlichen Patienten. Wir haben aufgrund solcher Überlegungen bei allen im folgenden präsentierten Untersuchungen eine dynamische Belastungsform gewählt. Für alle Untersuchungen, bei denen wir gleichzeitig mit der Radionuklid-Ventrikulographie hämodynamische Messungen durchführten, wählten wir eine Ein-Stufen-Belastung von 5 min Dauer, damit während den vergleichenden Messungen ein „steady state"-Zustand gewährleistet war. Bei diesen Patienten wurde jeweils vorgängig in einer Mehrstufenbelastung die eben maximal tolerable Belastungsstufe festgelegt. Wir führten diese Ergometrien auf einem Elema-Schönander-Gerät (Typ EM 370) durch, bei dem die eingestellte Belastung in einem bestimmten Bereich der Tretfrequenz (zwischen 45 und 75 Umdrehungen/Minute) konstant gehalten werden kann.

2.3.2 EKG-Registrierung

Ein Standard-12-Ableitungs-EKG, zum Teil 9-Ableitungs-EKG (Extremitätenableitungen sowie V_1, V_5 und V_6) wurde bei allen Belastungstests im Zusammenhang mit der Thallium-Szintigraphie in

Ruhe, am Ende jeder Belastungsstufe, sofort nach Abbruch der Belastung sowie in den ersten 2–3 min nach Belastung registriert. Zudem wurde das EKG kontinuierlich während und nach jeder Belastungsuntersuchung am Monitor beobachtet. Das EKG wurde als für eine koronare Herzkrankheit abnorm beurteilt, falls in Ruhe Q-Wellen von ≥ 40 msec Dauer respektive ein entsprechender „R-Verlust" gefunden wurden oder falls unter oder nach Belastung eine ST-Hebung oder eine horizontale oder absteigende ST-Senkung von $> 0,1$ mV während 80 msec nach dem J-Punkt auftrat. In Gegenwart von Ruhe ST-T-Veränderungen wurde eine Zunahme der Senkung von $\geq 0,2$ mV als pathologisch gefordert; bei gleichzeitiger Digitalismedikation galt das EKG diesbezüglich als nicht interpretierbar.

3. Diagnostik der koronaren Herzkrankheit

3.1 Funktion

3.1.1 Globale Auswurffraktion

Hämodynamische Studien haben gezeigt, daß unter Belastung eine Unterscheidung zwischen normaler und abnormaler linksventrikulärer Funktion möglich wird, weil Abnormitäten, die in Ruhe nur latent vorhanden sind, manifest werden. Das zeitliche Profil der linksventrikulären Auswurffraktion unter Belastung und in der Erholungsphase konnte aber bisher nicht bestimmt werden, da eine entsprechende Möglichkeit erst mit der Radionuklid-Ventrikulographie gegeben war. Wir führten deshalb eine Studie zur Definition der Veränderungen der globalen Auswurffraktion während einer Stufenbelastung und in der Erholungsphase durch [71]. Zusätzlich sollte so das normale Verhalten der Auswurffraktion unter Belastung definiert werden.

Es wurden 60 Personen mit der Radionuklid-Ventrikulographie in Ruhe, während 2–3 Stufen à 3 min liegender Ergometer-Belastung und während 10 min in der Erholungsphase untersucht. Das Normalkollektiv umfaßte 20 gesunde Probanden, Alter 24–45 Jahre, ohne anamnestische oder klinische Hinweise für eine kardiovaskuläre Erkrankung und mit normalem Ruhe- und Belastungs-EKG. Die Patientengruppe setzte sich aus 40 Personen, Alter 43–75 Jahre, zusammen, die wegen Verdacht auf koronare Herzkrankheit zur Katheteruntersuchung zugewiesen worden waren. 14 Patienten wiesen im EKG diagnostische Q-Wellen auf. Alle 40 Patienten zeigten im Koronarogramm zumindest eine $\geq$ 70%ige Stenose. Aufgrund der Symptomatik, die beim Belastungstest zum Abbruch führte, wurden die Patienten in zwei Gruppen aufgeteilt: 20 waren durch Angina pectoris limitiert und 20 brachen wegen Müdigkeit/Erschöpfung ab. Kein Patient stand zum Zeitpunkt der Untersuchung unter einer antianginösen Therapie.

Resultate: Die Resultate der EF-Bestimmungen in Ruhe und unter maximaler Belastung sind in Abb. 15 dargestellt. Bei den Normalpersonen stieg die EF von $60 \pm 6\%$ in Ruhe signifikant ($p < 0.001$) auf $76 \pm 7\%$ an und fiel nach 10 min Erholung wieder auf $63 \pm 7\%$ ab. Im Gegensatz dazu fiel die EF von Patienten, die Angina pectoris verspürten, von $57 \pm 14\%$ auf $46 \pm 15\%$ ($p < 0.001$) ab und zeigte in der frühen Erholungsphase einen „Überschuß-"Anstieg über den Ausgangswert hinaus auf $60 \pm 16\%$. Drei Patienten in dieser Gruppe wiesen keinen signifikanten Abfall ihrer globalen Funktion auf (< 5 EF% Änderung). Die übrigen 20 Patienten, die keine Brustschmerzen verspürten, zeigten ebenfalls keine signifikante Veränderung ihrer EF unter Belastung: $55 \pm 12\%$ in Ruhe, $55 \pm 14\%$ unter maximaler Belastung (p nicht signifikant); auch bei diesen Patienten fand sich der überhöhte Anstieg in der frühen Erholungsphase auf $64 \pm 18\%$.

Abb. 16 zeigt die Änderung der Auswurffraktion gegenüber dem Ruhe-Wert ($\Delta\%$ EF) und stellt ein Funktionsprofil aller drei Gruppen während und nach Belastung dar. Die Normalpersonen zeigten einen Anstieg von durchschnittlich $25 \Delta\%$, minimal $11 \Delta\%$. Im Gegensatz dazu verschlechterte sich die EF bei den Patienten mit Angina pectoris um $20 \Delta\%$ und blieb bei den übrigen Patienten mit koronarer Herzkrankheit unverändert ($p < 0.001$ zwischen allen Gruppen). Vier Patienten der letzten Gruppe zeigten einen Anstieg von $> 10 \Delta\%$: je zwei von ihnen hatten eine abnorme Ruhe-EF ($< 50\%$) respektive eine koronare Ein-Ast-Erkrankung der rechten Koronararterie ohne Zeichen einer linksventrikulären Funktionsbeeinträchtigung. Solche oder ähnliche Werte sind in der Zwischenzeit von vielen anderen Arbeitsgruppen bestätigt worden.

Normwerte: Aufgrund dieser Resultate definierten wir ein normales Verhalten der Auswurffraktion unter Symptom-limitierter Belastung als einen Anstieg von $\geq 10 \Delta\%$ über einen normalen Ruhe-Wert

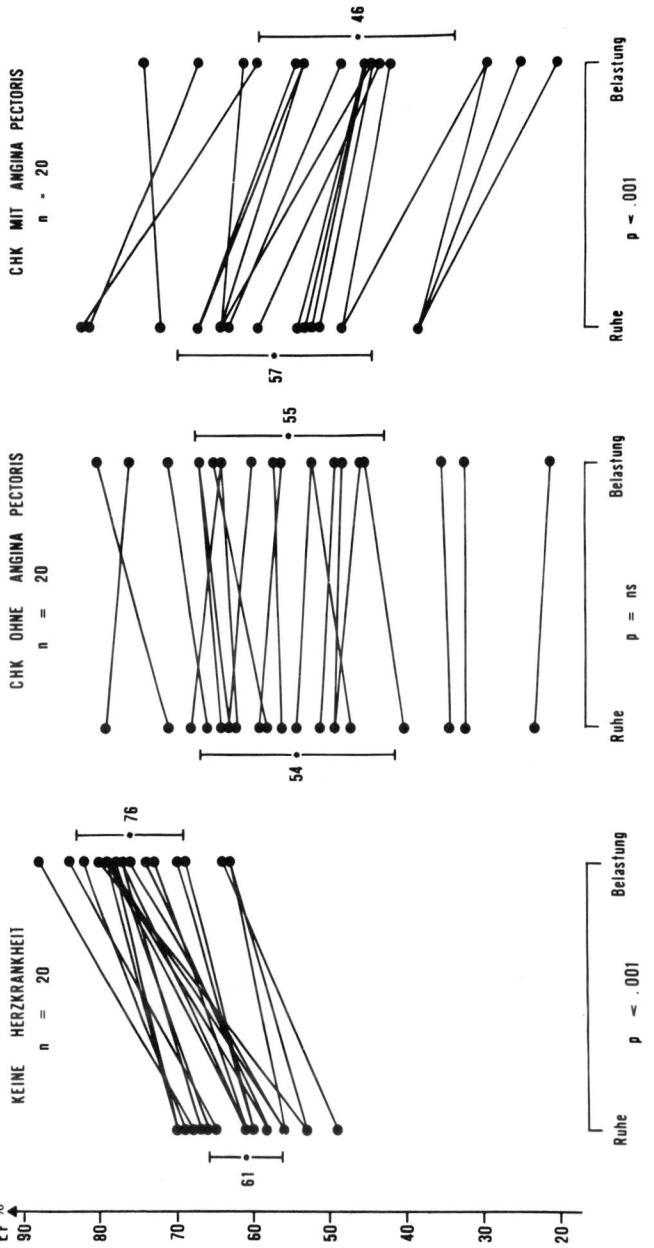

Abb. 15. Auswurffraktion in Ruhe und unter Belastung bei Gesunden und Patienten mit koronarer Herzkrankheit mit/ohne Angina pectoris. Obwohl sich die Gruppen signifikant verschieden verhielten, bestanden vor allem zwischen den zwei Gruppen mit koronarer Herzkrankheit Überschneidungen

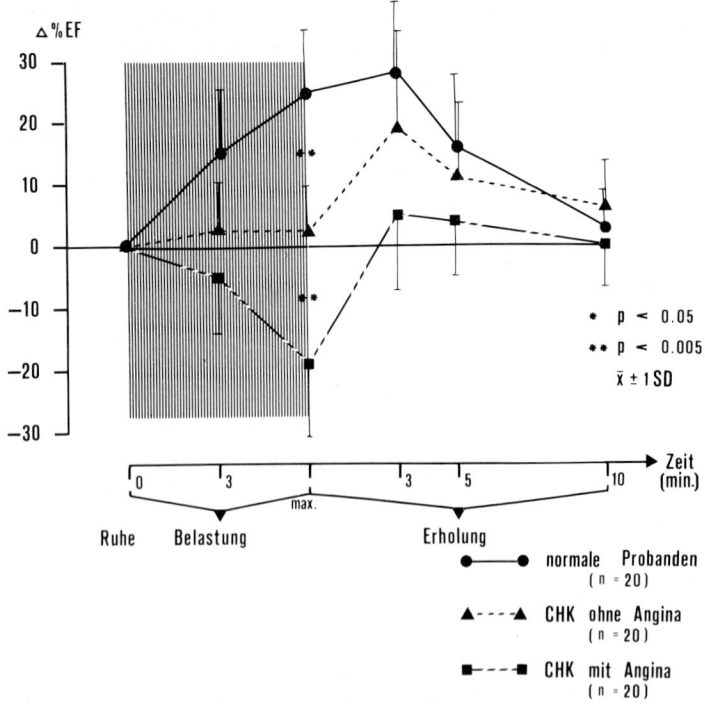

Abb. 16. Änderung der Auswurffraktion unter Belastung und in der Erholungsphase im Vergleich mit den Ruhewerten in denselben Patienten wie in Abb. 19. Während die Gesunden ihre Auswurffraktion unter Belastung um durchschnittlich 25 Δ% steigerten, fiel sie bei Patienten mit Angina pectoris um 20 Δ% ab, während sie bei koronarer Herzkrankheit ohne Angina pectoris unverändert blieb. Mittelwerte ± 1 SD. Belastung schraffiert

($\geqslant 50\%$). Andere Autoren haben den Anstieg um mindestens 5 EF% (absolute Prozent; respektive über einen bestimmten Absolutwert z. B. (70%) als Normgrenzen unter Belastung vorgeschlagen. Dazu sind folgende Bemerkungen anzubringen: in Anbetracht der relativ großen Variabilität der EF in Ruhe ist ein basaler Grundzustand zur Bestimmung der Ruhe-Ausgangswerte sehr wichtig. Ebenso wichtig ist auch die Messung der EF beim oder kurz vor dem Ende der Symptom-limitierten Belastung, da aufgrund unserer Resultate sowohl in frühen submaximalen Belastungsstufen wie auch in der frühen Erholungsphase ein „Überschuß"-Anstieg der EF gefunden werden kann. Dazu sollte der Normwert genügend hoch sein, damit vernünftige Sensitivitäts- und Spezifitäts-Werte erreicht werden können. Schließlich scheint ein Absolutwert in Anbetracht der Befunde von Patienten mit hypertrophen Kardiomyopathien wenig sinnvoll (vgl. 4.3.1, S. 82).

3.1.2 Regionale Auswurffraktion

Die Veränderungen der regionalen Auswurffraktion (REF) haben wir bei 26 Patienten mit Einast-Erkrankung in Ruhe und unter Belastung im Vergleich mit den Befunden von 12 Normalpersonen untersucht (vgl. 2.1.7, S. 22). 16 Patienten wiesen eine > 75%ige Stenose am Ramus interventricularis anterior auf und 6 resp. 4 entsprechende Befunde am Ramus circumflexus oder an der rechten Koronararterie. 13 Patienten hatten im Gebiet ihrer Stenose einen transmuralen Myokardinfarkt erlitten, während die übrigen 13 Patienten wegen Angina pectoris abgeklärt wurden.

Resultate: Abb. 17 zeigt die regionale Analyse der linksventrikulären Funktion bei einem normalen Probanden und 4 Patienten mit koronarer Einast-Erkrankung des Ramus interventricularis anterior. Zwei dieser Patienten mit Angina pectoris wiesen eine regionale Funktionseinbuße unter Belastung im anteroseptalen Bereich auf, während ihre regionalen Auswurffraktionen in Ruhe normal waren. Dieser Befund ist typisch für eine Belastungs-induzierte Ischämie. Die zwei anderen Patienten hatten einen Vorderwandinfarkt durchgemacht. Bei ihnen war die regionale Auswurffraktion im anteroseptalen Bereich schon in Ruhe vermindert und änderte sich unter Belastung kaum. Dies ist funktionell Ausdruck einer vernarbten Zone (Akinesie).

Die Befunde bei allen 16 Patienten mit Befall des Ramus interventricularis anterior sind in Abb. 18 im Vergleich zu den Normalwerten dargestellt. Bei den Normalpersonen verbesserte sich die REF unter Belastung in allen Bezirken signifikant (je $p < 0.001$). Eine Verbesserung von $> 10\Delta\%$ gegenüber dem Ruhewert wurden im inferoapika-

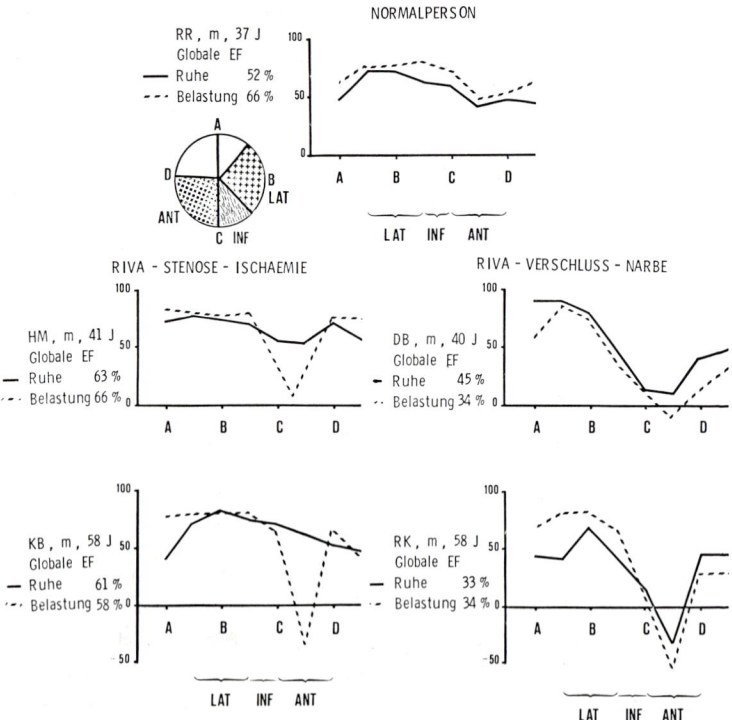

Abb. 17. Regionale Auswurffraktion (REF) in Ruhe (ausgezogene Linien) und unter Belastung (gestrichelt). Die Analyse basiert auf 8 Sektoren, von denen 5 ausgewertet werden: zwei für die anteroseptale (ANT) Region, einer für die inferoapikale (INF) und zwei für die posterolaterale (LAT) Region. Die Werte aller 8 Sektoren sind im Uhrzeigersinn graphisch dargestellt. Bei Normalpersonen (oben) nimmt die REF unter Belastung in allen Segmenten zu. Bei Patienten mit hochgradiger RIVA-Stenose und Belastungs-induzierter Ischämie (Mitte) fällt die REF im antero-septalen Bereich signifikant ab, während sie in Ruhe normal ist. Bei Patienten mit Status nach Vorderwandinfarkt bei RIVA-Einast-Verschluß ist die REF im anteroseptalen Areal bereits in Ruhe erniedrigt und verändert sich unter Belastung nur wenig (unten)

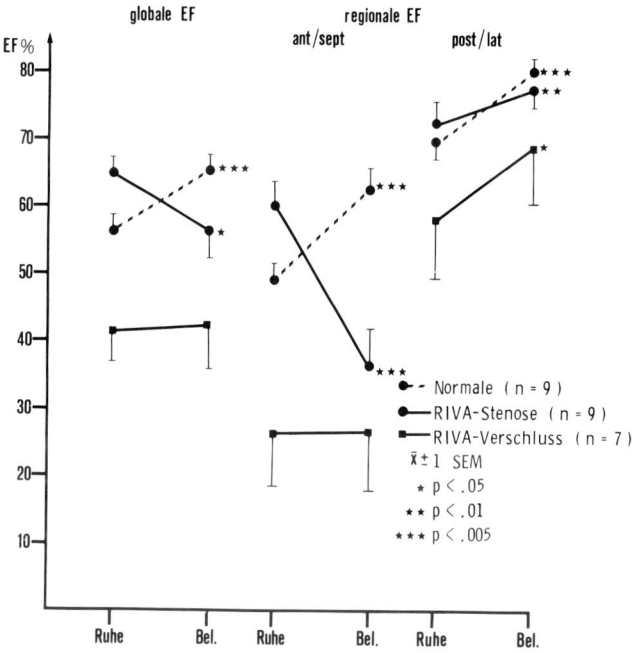

Abb. 18. Globale (EF) und regionale (REF) Auswurffraktion in Ruhe und unter Belastung bei 16 Patienten mit RIVA-Einast-Erkrankung und 9 Normalen. 7 Patienten wiesen einen RIVA-Verschluß, 9 eine hochgradige RIVA-Stenose auf. Anteroseptal = betroffenes (ischämisches, vernarbtes) Gebiet, posterolateral = normales Gebiet. Während sich die 3 Gruppen im anteroseptalen Gebiet signifikant unterschiedlich verhielten, zeigten auch die Patienten mit koronarer Herzkrankheit posterolateral ein normales Verhalten der REF

len Abschnitt von 4 und in den andern zwei Regionen von je 3 Patienten nicht erreicht.

Die Patienten mit Einast-Erkrankung des Ramus interventricularis anterior ohne Infarkt (n = 9) wiesen sehr ähnliche Ruhewerte auf wie die Normalpopulation. Unter Belastung zeigte sich aber ein hochsignifikanter Abfall der REF im anteroseptalen Bezirk (p < 0.001), während die REF inferoapikal unverändert blieb und posterolateral anstieg (p < 0.01). Die 7 Patienten mit Einast-Erkrankung des Ramus interventricularis anterior und Zustand nach transmuralem Vorderwandinfarkt zeigten ein anderes Verhalten: ihre Ruhewerte waren in

45

allen Gebieten, am ausgeprägtesten aber im anteroseptalen Bereich, erniedrigt. Unter Belastung fand sich keine Änderung anteroseptal und inferoapikal, während posterolateral ein leichter Anstieg ($p < 0.05$) zu verzeichnen war.

Die Patienten mit einer signifikanten Stenose im Ramus circumflexus zeigten gesamthaft das gegenteilige Bild der Patienten mit Erkrankung des Ramus interventricularis anterior, doch sind die Unterschiede nicht so deutlich wegen der kleineren Zahl von Patienten, von denen zwei einen lateralen Myokardinfarkt hinter sich hatten. Die 6 Patienten mit singulärer Stenose der rechten Koronararterie zeigten ein normales Verhalten ihrer REF posterolateral, während sich im inferoapikalen und anteroseptalen Bereich keine signifikante Änderung fand.

Die verwendete Methode der Bestimmung der REF scheint damit am wenigsten empfindlich auf regionale Funktionsstörungen im Bereiche der Herzunterwand (Gebiet der rechten Koronararterie) zu sein, wohl z. T. wegen der LAO-Projektion. Im Spitzenbereich kommt es auch am ehesten zu Überlappungen der Einflüsse der drei Koronargefäße. Zudem weisen diese Befunde darauf hin, daß bei alleiniger Stenose der rechten Koronararterie der linke Ventrikel relativ wenig beeinträchtigt sein und sich die globale linksventrikuläre EF damit normal verhalten kann (vgl. 3.1.1, S. 39).

Eine methodische Einschränkung bilden Patienten mit linksventrikulären Aneurysmen, da sich die pathologisch-anatomischen Gegebenheiten hier wesentlich verändern können.

Immerhin zeigt sich, daß durch Ischämie oder Narben bedingte lokalisierte Veränderungen der linksventrikulären Funktion auf diese nicht-invasive Art quantitativ erfaßt werden können. Während diese Befunde im Gruppenvergleich sehr valid erscheinen, bestehen allerdings in Anbetracht der individuellen Variabilität gewisse Einschränkungen bei geringen Veränderungen der REF im Einzelfall. Ein Problem liegt bei unseren Untersuchungen in der relativ geringen Aktivitäts-„Menge" pro Subsegment bei der kurzen Acquisitionszeit von 2 min, welche durch die Belastung bedingt ist. Bei einer längeren Acquisitionszeit fiel die Reproduzierbarkeit bei Maddox et al besser aus [54]. Es muß sicher noch eine sehr viel größere Zahl von Patienten in dieser Art untersucht werden, bis genaue Angaben über Sensitivität und Spezifität dieser REF-Analyse gemacht werden können.

3.1.3 Vergleich hämodynamische und szintigraphische Funktionsbestimmungen

Die globale Auswurffraktion stellt ein wichtiger Parameter der links-ventrikulären Funktion dar. Es interessierte nun, wie sich diese Größe im Vergleich mit hämodynamischen Parametern der linksventrikulären Funktion verhält. Wir führten dazu bei 20 Patienten, die wegen chronischer Angina pectoris zur Abklärung zugewiesen worden waren, gleichzeitig mit der Radionuklid-Ventrikulographie hämodynamische Messungen durch. Nach Plazierung eines Einschwemmkatheters in der Pulmonalarterie wurden die Drucke daselbst sowie das Herzminutenvolumen nach Fick jeweils in Ruhe und unter Belastung simultan mit den Aktivitätsbestimmungen zur EF-Berechnung gemessen. Zu jedem Zeitpunkt wurde zudem der Blutdruck nach Riva-Rocci mit der Manschette bestimmt. Als Kontrolle dienten 9 Patienten, die ebenfalls wegen Verdacht auf koronare Herzkrankheit abgeklärt wurden, die aber normale Befunde bei der Linksherzkatheter-Untersuchung zeigten (8 Patienten) und allesamt einen normalen Belastungstest ohne EKG-Veränderungen oder Ausfälle bei der Thallium-201-Szintigraphie aufwiesen. Bei 15 Patienten und 7 Normalen wurden dieselben Messungen auch 3 min nach Belastung (Erholungsphase) vorgenommen. Keiner der 29 Personen erhielt zur Zeit der Untersuchung vasoaktive Medikamente.

Resultate: Unter Belastung und Angina pectoris stieg vor allem der linksventrikuläre Füllungsdruck (beurteilt anhand des pulmonal-diastolischen Druckes) und der peripher-arteriell-diastolische Blutdruck signifikant ($p < 0.001$) über die Norm an, während der Schlagindex deutlich weniger anstieg als beim Kontrollkollektiv ($p < 0.05$). Die globale Auswurffraktion fiel signifikant ab ($p < 0.001$) aufgrund einer signifikanten Zunahme des endsystolischen Volumens ($p < 0.001$). Unter Berücksichtigung der Resultate aller 29 Personen fanden sich folgende signifikante Korrelationen zwischen der Änderung der Auswurffraktion unter Belastung ($\Delta\%$ EF) und Veränderungen anderer hämodynamischer Parameter: mit dem linksventrikulären Füllungsdruck ($r = 0.75$; $p < 0.001$) mit dem kardialen Index ($r = 0.60$; $p < 0.01$) mit dem Schlagindex ($r = 0.54$; $p < 0.01$) und mit dem systolischen Blutdruck ($r = 0.43$; $p < 0.05$). Diese Zusammenhänge zeigen, daß die Auswurffraktion mit anderen Parametern der linksventrikulären Funktion korreliert und von Pre- and Afterload abhängig ist. Die Auswurffraktion fällt bei zunehmendem Afterload ab und steigt mit zunehmendem Preload sowie zunehmender inotroper Stimulation [55] an. Slutsky und Mitarbeiter haben deshalb kürzlich das Verhältnis zwischen maximalem systolischem Blutdruck und end-systolischem Volumen als neuen unabhängigen Parameter der linksventrikulären Funktion vorgeschlagen [95]. Für praktische Belange hat sich die Auswurffraktion aber in unzähligen Arbeiten sehr gut bewährt.

Einen anderen Weg schlugen Okada und Mitarbeiter vor [66]: sie bestimmten bei Aequilibrium-Untersuchungen das Verhältnis zwischen der Lungen-Aktivität unter Belastung und in Ruhe. Dieses Verhältnis gibt die Veränderungen des pulmonalen Blutvolumens und der linksventrikulären Füllungsdrucke unter Belastung wieder. Bei Patienten mit Stenosen der linken Koronararterie stieg es deutlich ($p < 0.01$) über die Werte von normalen Probanden oder Patienten mit alleiniger Stenose der rechten Koronararterie an. Die Autoren schlossen daraus, daß diese Analyse zusätzlich zur Bestimmung der Auswurffraktion die Sensitivität der Untersuchung steigern könne.

Erholungsphase: In der frühen Erholungsphase fanden wir parallel mit der überschießenden Zunahme der EF bei Patienten mit koronarer Herzkrankheit und dem leichten Weiteransteigen bei Normalpersonen einen signifikanten Abfall von Herzfrequenz und peripherarteriellem und pulmonal-arteriellem Blutdruck. Peripherer Widerstand und kardialer Index änderten sich wenig, womit der Schlagindex weiter anstieg. Cumming und Mitarbeiter fanden ähnliche Resultate bezüglich Schlagvolumen [21], und in demselben Sinne fielen auch echokardiographische Untersuchungen von Stein und Mitarbeitern aus [103]. Parallel zur Verlangsamung der Herzfrequenz kam es zu einer weiteren Zunahme des end-diastolischen Volumens ohne wesentliche Veränderung des end-systolischen Volumens. In der frühen Erholungsphase nehmen also Preload und Afterload deutlich ab und die diastolische Füllungszeit des linken Ventrikels zu. Es kommt zu einer vermehrten Füllung des linken Ventrikels, worauf dieser offenbar mit einer vergrößerten Kontraktionskraft reagiert, was sich in der „überschießenden" Auswurffraktion wiederspiegelt.

3.1.4 Beziehung zwischen Angina pectoris und Auswurffraktion

Es zeigte sich schon bei den ersten Bestimmungen der Auswurffraktion unter Belastung, daß diese bei Auftreten von Angina pectoris meist deutlich abfiel [13, 91]. Wir stellten uns deshalb die Frage, ob eine Beziehung zwischen der Schwere der Brustschmerzen und der Beeinträchtigung der linksventrikulären Funktion bestehe.

Dazu untersuchten wir 21 Patienten mit stabiler chronischer Angina pectoris je dreimal, nämlich vor und zweimal nach antianginöser Therapie mit dazwischengeschalteten Erholungsphasen (vgl. 5.5, S. 105) [78]. Die Patienten gradierten die Schwere ihrer Brustschmerzen nach jedem Test rein subjektiv, wobei sehr schwer mit 3, mittelschwer mit 2, leicht mit 1 und keine Beschwerden mit 0 bezeichnet wurde. Alle Patienten hatten eine koronarographisch dokumentierte koronare Herzkrankheit und zeigten bei der Thallium-Szintigraphie ischämische Defekte unter Belastung. Therapeutisch wurde ein Betablocker, ein Kalzium-Antagonist und eine Kombination beider eingesetzt (vgl. 5.5, S. 105).

Resultate: Die Resultate sind in Abb. 19 dargestellt. Es fand sich eine signifikante Korrelation zwischen der Verminderung der Brustschmerzen und der Verbesserung der linksventrikulären Funktion ($r = 0.43$; $p < 0.01$), was in Anbetracht der subjektiven Natur der Schmerzempfindung recht erstaunlich ist. Praktisch bedeutet dies, daß mit Auftreten einer Angina pectoris die linksventrikuläre Funktion häufig dermaßen beeinträchtigt wird, daß der Patient deswegen zum Anhalten gezwungen wird (Abb. 20–22).

3.1.5 Rechtsventrikuläre Auswurffraktion

Obwohl dem linken Ventrikel bei der globalen Pumpfunktion des Herzens eine viel wichtigere Rolle zukommt als dem rechten, ist bei Erkrankungen und Überlastungen des rechten Herzens die Bestimmung der rechtsventrikulären Funktion ebenfalls von Bedeutung. Die rechtsventrikuläre Auswurffraktion wurde zuerst mit der First Pass Methode gemessen [107], doch bald wurden auch semiautomatische Computer-Methoden erarbeitet, um diese Werte mit der Aequili-

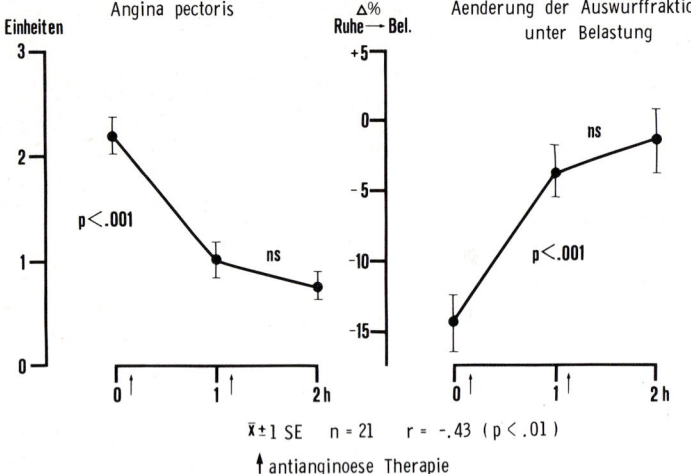

Abb. 19. Beeinflussung der subjektiv gewerteten Schwere der Angina pectoris und der gemessenen Änderung der globalen Auswurffraktion durch antianginöse Therapie. Parallel mit der Abnahme der Schwere der Angina pectoris kam es zu einer Verbesserung der Auswurffraktion unter Belastung. Diese Parameter waren signifikant ($p < .01$) korreliert. Für Details vergleiche Text

brium Radionuklid-Ventrikulographie zu bestimmen [53]. Das Hauptproblem stellt dabei die Abgrenzung der rechten Kammer von der Pulmonalarterie und vom rechten Vorhof dar. Alle diese Arbeiten über die rechtsventrikuläre Funktion zeigen, daß die Normwerte der globalen rechtsventrikulären Auswurffraktion etwas niedriger liegen als diejenigen der linksventrikulären Auswurffraktion: ca. $50 \pm 8\%$. Bei Patienten mit chronischen Lungenkrankheiten, nach Rechtsherzinfarkt und bei alleiniger Stenose der rechten Koronararterie kann die rechtsventrikuläre Auswurffraktion allein oder vor allem erniedrigt sein (Abb. 23). Dies kann zu schweren Komplikationen im kleinen Kreislauf führen. Daneben findet sich eine Beteiligung des rechten Ventrikels bei vielen anderen Herzkrankheiten, vor allem auch bei Kardiomyopathien (vgl. 4.3.1, S. 82). Auf der anderen Seite kann der rechte Ventrikel bei alleiniger Erkrankung des linken Herzens eine völlig normale Funktion aufweisen, muß sich oft aber sekundär an die veränderten Verhältnisse anpassen.

3.1.6 Radionuklid-Ventrikulographie: Beispiele
(Abb. 20–23)

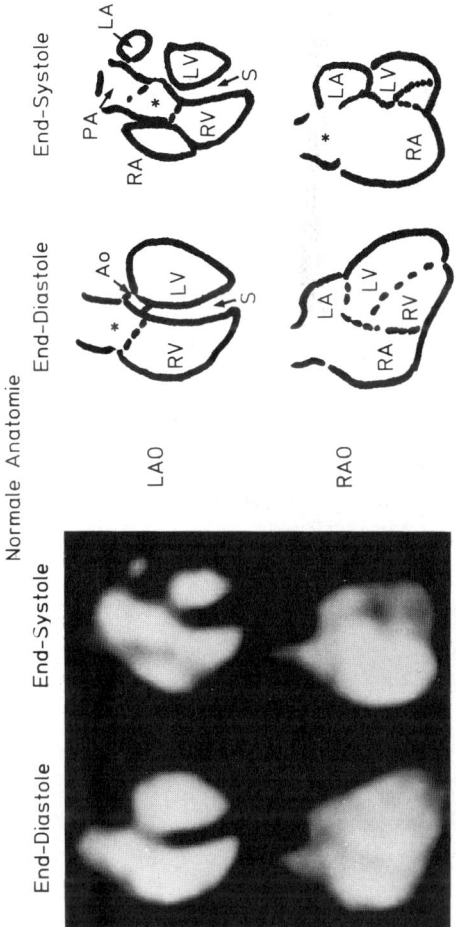

Abb. 20. Radionuklid-ventrikulographische Aufnahmen in Ruhe in linker (LAO) und rechter vorderer Schrägstellung (RAO) in End-Diastole und End-Systole. Rechts sind die anatomischen Verhältnisse schematisch dargestellt: LV = linker Ventrikel, RV = rechter Ventrikel, LA = linker Vorhof, RA = rechter Vorhof, Ao = Aorta, PA = Pulmonalarterie (diese großen Gefäße sind meist überlagert *). Während rechter und linker Ventrikel in LAO durch das Septum (S) getrennt zur Darstellung kommen, überlagern sie sich in RAO. Die Vorhöfe können jeweils während End-Systole erkannt werden

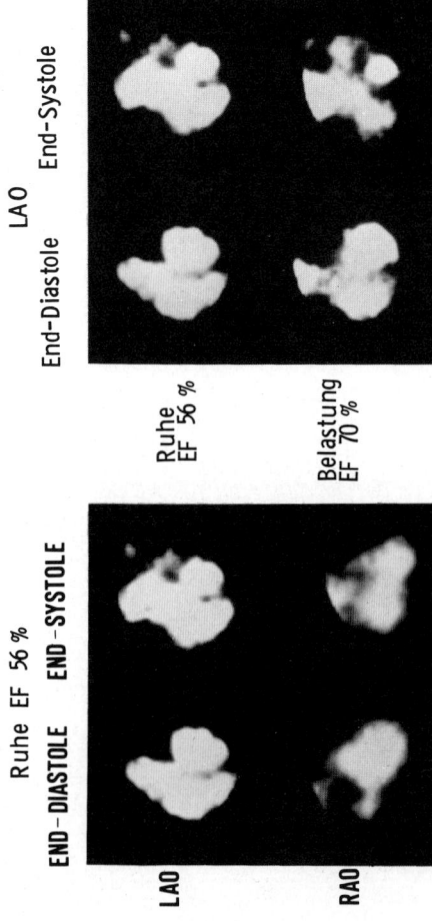

Abb. 21. Radionuklid-ventrikulographische Aufnahmen in Ruhe bei einem Gesunden in linker (LAO) und rechter vorderer Schrägstellung (RAO) in End-Diastole und End-Systole (links). Rechts sind Szintigramme bei demselben Patienten in Ruhe und unter Belastung in LAO dargestellt. Es zeigte sich ein normaler Anstieg der Auswurffraktion von 56% auf 70%

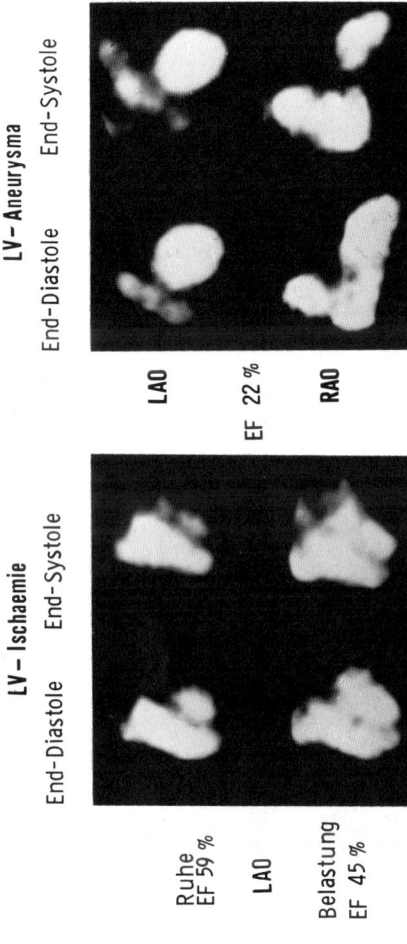

Abb. 22. Radionuklid-ventrikulographische Aufnahmen bei Patienten mit koronarer Herzkrankheit. Links: Patient mit hochgradiger RIVA-Stenose in Ruhe und unter Belastung (LAO-Projektion). Während sich in Ruhe beide Ventrikel normal kontrahierten, blieb der anteroseptale Bereich (die „Spitze") des linken Ventrikels unter Belastung deutlich zurück (end-systolisches Bild, vgl. linken und rechten Ventrikel). Entsprechend fiel die linksventrikuläre Auswurffraktion von 59% auf 45% ab. Rechts: Patient mit Vorderwand-Spitzen-Aneurysma in linker (LAO) und rechter vorderer Schrägstellung (RAO). Die globale Auswurffraktion war mit 22% deutlich erniedrigt. Beachte in RAO, wie sich der Ausflußtrakt des linken Ventrikels noch sehr gut kontrahiert

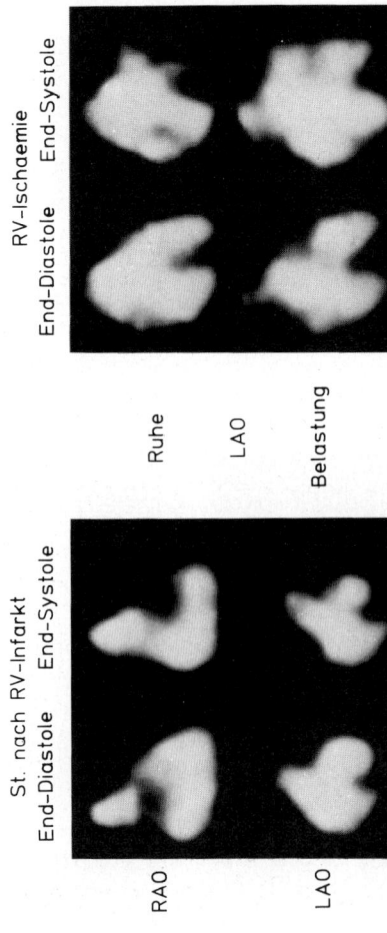

Abb. 23. Radionuklid-ventrikulographische Aufnahmen bei Patienten mit abnormer rechtsventrikulärer Funktion. Links: Patient mit Zustand nach Rechtsherzinfarkt in Ruhe in rechter (RAO) und linker (LAO) vorderer Schrägstellung. Beachte, daß sich der rechte – im Gegensatz zum linken – Ventrikel während End-Systole in beiden Projektionen gegenüber End-Diastole nicht verändert. Rechts: Patient mit biventrikulärer Ischämie unter Belastung. In Ruhe (oben) kontrahiert der linke Ventrikel sehr gut, der rechte mäßig. Unter Belastung (unten) kontrahiert sich der linke Ventrikel deutlich weniger: Ischämie; der rechte Ventrikel erscheint bei End-Systole sogar vergrößert und bewegt sich nach außen: Ischämie-bedingte Dyskinesie der rechten Herzkammer

3.2 Perfusion

3.2.1 Sensitivität, Spezifität

Seit der Einführung der Thallium-Szintigraphie zur Beurteilung der Myokardperfusion 1975 hat diese Untersuchung eine enorme Verbreitung zur Diagnose einer koronaren Herzkrankheit resp. zum Nachweis einer Ischämie erlangt [12]. Vorerst ging es darum, die Treffsicherheit der Methode zum Nachweis resp. Ausschluß einer koronaren Herzkrankheit im Vergleich mit dem EKG zu definieren. Wir haben dies in unserem eigenen Labor anhand einer koronarographisch kontrollierten konsekutiven Serie von 157 Patienten, 34 Frauen und 123 Männern im Alter zwischen 29 und 74 Jahren überprüft [75]. Diese Patienten wurden uns zur Diagnose oder Evaluation einer koronaren Herzkrankheit zugewiesen und wurden meist am Tage vor der Katheteruntersuchung, maximal aber im Abstand von einer Woche von diesem Termin einem kombinierten Belastungstest mit EKG und Thallium-Szintigraphie unterzogen. Patienten mit Herzklappenfehlern oder nach aortokoronarer Bypass-Operation wurden nicht in diese Studie einbezogen. Sieben Patienten, welche die Untersuchung aus extrakardialen Gründen (Claudicatio, rheumatische Beschwerden) bei sehr niedriger Belastungsstufe vorzeitig abbrechen mußten, wurden bei der weiteren Analyse nicht berücksichtigt. Die verbleibenden 150 Patienten teilten wir aufgrund ihrer anamnestischen Angaben in drei Gruppen auf: 52 Patienten mit Zustand nach gesichertem Myokardinfarkt, 52 mit klassischer Angina pectoris und 46 mit atypischen Brustschmerzen. Im Koronarogramm zeigten 114 Patienten signifikante Koronarstenosen (> 50%), während bei 36 normale Koronararterien gefunden wurden.

Resultate: Die Resultate der Thallium-Szintigraphie in Relation zum Koronarogramm und zum EKG sind in Tabelle 2 zusammengefaßt. War die Diagnose schon von der Anamnese her praktisch gesichert, wie in der ersten Gruppe, so waren beide nicht-invasiven Methoden sehr sensitiv, kombiniert konnten sogar alle Patienten richtig beurteilt werden. Bei der Gruppe mit typischer Angina pectoris war das EKG schon deutlich schlechter, während mit der Thallium-Szintigraphie

Tabelle 2. Sensitivität und Spezifität der Belastungstests in Abhängigkeit von der Anamnese (n = 150)

Patientengruppen	Sensitivität (n = 114)			Spezifität (n = 36)	
	EKG	TL	EKG/TL	EKG	TL
St. n. Infarkt (n = 52)	87% (45/52)	98% (51/52)	100% (52/52)		
Angina pectoris (n = 52)	61% (30/49)	90% (44/49)	96% (47/49)	100% (3/3)	100% (3/3)
Atyp. Beschwerden (n = 46)	31% (4/13)	69% (9/13)	77% (10/13)	71% (23/33)	88% (29/33)

immerhin noch 90% und kombiniert gar 96% aller Patienten richtig erfaßt werden konnten. Der wichtigste Unterschied fand sich aber in der Gruppe mit atypischen Brustschmerzen, wo mit dem EKG nur mehr ein Drittel aller Patienten richtig diagnostiziert werden konnte, während mit der Thallium-Szintigraphie zwei Drittel und kombiniert gar drei Viertel aller Patienten richtig erfaßt wurden. Auf der anderen Seite zeigte die Thallium-Szintigraphie in dieser Gruppe auch eine höhere Spezifität als das Belastungs-EKG zum Ausschluß einer koronaren Herzkrankheit. Damit errechnete sich eine Genauigkeit der Thallium-Szintigraphie von 91% und ein prädiktiver Wert von 96% (gegenüber einer Genauigkeit von 70% und einem prädiktiven Wert von 89% für das EKG; Definitionen s. Anhang).

Die Thallium-Szintigraphie wies damit höhere Werte für Sensitivität, Spezifität, Genauigkeit und prädiktiven Wert auf als das Belastungs-EKG, was mit den Angaben anderer Autoren gut übereinstimmt [87, 11]. Der Nutzen war in unseren Untersuchungen bei der Gruppe mit atypischen Brustschmerzen am größten, was den theoretischen Überlegungen von Hamilton entspricht [35], der aufgrund einer von Bayes aufgestellten Hypothese für Patienten mit einer mittleren „pretest probability" für eine koronare Herzkrankheit die größte Ausbeute für die Thallium-Szintigraphie errechnete (vgl. 6.1, S. 116).

Als weitere Hilfe zur Diagnose einer koronaren Herzkrankheit kann die Anreicherung der Thallium-201-Aktivität im Lungengewebe benützt werden. Bingham und Mitarbeiter wiesen im Tierversuch nach, daß eine direkte Korrelation zwischen der pulmonalen Thallium-201

Konzentration und dem linksventrikulären Füllungsdruck besteht [10]. In qualitativen Abschätzungen und quantitativen Messungen konnten diese Befunde auch beim Menschen bestätigt werden. Daraus kann geschlossen werden, daß eine erhöhte Aufnahme von Thallium-201 in der Lunge unter Belastung auf eine Belastungs-induzierte linksventrikuläre Dysfunktion hinweist. Deshalb sollte die pulmonale Aktivität von Thallium-201 auch bei Routine-Untersuchungen beachtet werden.

3.2.2 Ausdehnung und Lokalisation der koronaren Herzkrankheit

Zur Beurteilung der Frage, wie weit mit der Thallium-Szintigraphie die Schwere der koronaren Herzkrankheit abgeschätzt werden könne, wurden aus der oben beschriebenen Serie alle 62 Studien ohne Zustand nach Myokardinfarkt (ohne szintigraphischen Befund einer Narbe) speziell analysiert. Abb. 24 zeigt die Resultate in Relation zur Gefäßbeteiligung bei der Koronarographie: 23 Patienten hatten eine Einast-Erkrankung, während bei 16 Patienten zwei und bei 23 alle drei Koronararterien betroffen waren. In Übereinstimmung mit anderen Autoren fanden wir, daß die szintigraphische Methode gegenüber dem EKG den größten diagnostischen Vorteil bei Patienten mit Einast-Erkrankung brachte, während Untersuchungen von Patienten mit 3-Ast-Erkrankung sogar fälschlicherweise als normal beurteilt werden können, wenn bei Vorliegen von ähnlich schweren Stenosen in allen Gefäßabschnitten die Perfusion in allen Gebieten gleichmäßig reduziert ist.

Es interessierte nun, wie weit von der Lokalisation der Aktivitätsdefekte auf die effektiv stenosierten Gefäße geschlossen werden kann. Zu diesem Zweck ordneten wir den drei Haupt-Koronararterien bestimmte Wandabschnitte zu, nämlich dem Ramus interventricularis anterior das Septum und die Vorderwand, dem Ramus circumflexus die posterolaterale Wand und der rechten Koronararterie die Unterwand.

Zuerst berücksichtigten wir alle 124 über 50% stenosierten Gefäße und stellten dabei fest, daß nur ca. 60% der Stenosierungen im Ramus interventricularis anterior und in der rechten Koronararterie und we-

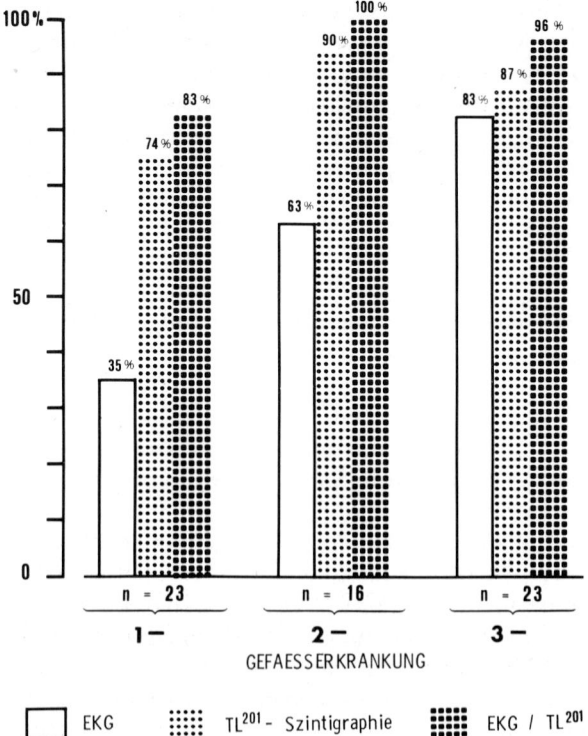

Abb. 24. Sensitivität von EKG, Thallium-Szintigraphie (TL-201) und der Kombination beider Tests in Relation zur Ausdehnung der koronaren Herzkrankheit bei 62 Patienten ohne früheren Infarkt. Der Unterschied zwischen EKG und TL-201 war für Patienten mit koronarer Einast-Erkrankung signifikant ($p < .05$)

niger als 40% der Stenosierung im Ramus circumflexus szintigraphisch Ausfälle in den zugeordneten Wandabschnitten zeigten. Die entsprechenden Werte waren viel besser (89%, 86% resp. 72%), wenn pro Patient nur die dominante Gefäß-Stenose betrachtet wurde, das heißt, wenn nur das Gefäß mit dem höchsten Stenosegrad im jeweiligen Patienten in die Analyse einbezogen wurde.

Diese Unterschiede können dadurch erklärt werden, daß die Thallium-Szintigraphie nur die relative und nicht die absolute Perfusion wiedergibt, d. h. daß ein Aktivitätsausfall zuerst und vor allem dort erkennbar wird, wo die schwerste Stenose zu finden ist. Auf diesen für jede Analyse wichtigen Grundsatz der Thallium-Szintigraphie, nämlich daß es sich um die Darstellung von relativen und nicht von absoluten Veränderungen handelt, wurde auch von anderen Autoren mehrfach hingewiesen [12, 59]. Darauf beruht auch die Schwierigkeit, Patienten mit einer Hauptstamm-Stenose der linken Koronararterie oder einer koronaren 3-Ast-Erkrankung, d. h. Patienten mit erhöhtem Risiko für ein koronares Ereignis, mit der Thallium-Szintigraphie allein sicher zu identifizieren [25, 48].

3.2.3 Beziehung zu Motilitätsstörungen

Ein Belastungs-induzierter, reversibler Perfusionsdefekt bei der Thallium-Szintigraphie ist Ausdruck einer lokalisierten Ischämie. Dasselbe gilt für eine regionale Motilitätsstörung des linken Ventrikels, die nur im Belastungs-Ventrikulogramm nachweisbar ist. Es stellt sich nun die Frage, ob eine feste Beziehung zwischen diesen beiden Ischämie-Parametern bestehe. Dabei interessiert insbesondere, ob die nicht-invasive Thallium-Szintigraphie unter Belastung eine gültige Voraussage über qualitative und quantitative Veränderungen des Belastungs-Ventrikulogramms zulasse.

Zu diesem Zweck untersuchten wir 20 Patienten mittels Thallium-Szintigraphie und Kontrastmittel-Ventrikulographie je in Ruhe und unter Symptom-limitierter Belastung [74]. In die Studie aufgenommen wurden 20 Männer, mittleres Alter 48 ± 9 Jahre, die zur Evaluation einer koronaren Herzkrankheit zugewiesen worden waren. Sechs Patienten hatten vor mehr als drei Monaten einen Myokardinfarkt durchgemacht. Bei 17 Patienten wurde eine signifikante koronare Herzkrankheit bestätigt, während bei drei normale Koronararterien gefunden wurden. Nur Patienten ohne ventrikuläre Dyskinesien und mit einer Auswurffraktion von > 40% in Ruhe wurden berücksichtigt. Die medikamentöse Therapie wurde zwischen beiden Untersuchungen nicht verändert. Die biplanen Kontrastmittel-Ventrikulo-

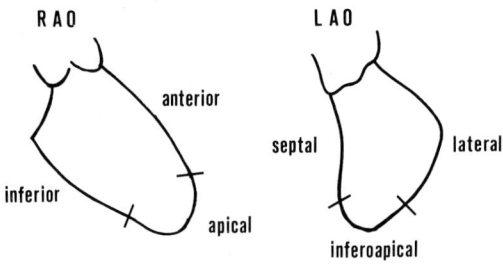

A. Kontrastmittelventrikulographie

RAO

LAO

anterior

septal   lateral

inferior

apical

inferoapical

B. TL^{201} – Perfusions – Szintigraphie

ANT   LAO 45°   LLAT

anterolateral

septal   anterior

lateral

inferior   inferior

apical   inferoapical

apical

Abb. 25. Vergleich der Segment-Analyse bei der Kontrastmittel-Ventrikulographie und bei der Thallium-Szintigraphie. Die einzelnen Segmente sind bezeichnet. Die Ventrikulographie wurde in rechter (RAO) und linker vorderer Schrägstellung (LAO), die Thallium-Szintigraphie in anteriorer (ANT), 45° LAO und links lateraler (LLAT) Projektion analysiert

gramme wurden von zwei Beobachtern in einem „blinden" Verfahren beurteilt. Zur vergleichenden Analyse der Daten wurde die Wand des linken Ventrikels je in 5 korrespondierende Segmente aufgeteilt: anterior, septal, lateral, inferior und apikal (Abb. 25).

Resultate: Von insgesamt 100 Segmenten waren szintigraphisch 63 in Ruhe und nach Belastung normal. 37 zeigten Defekte, nämlich 13 entsprechend einer Narbe und 24 nur unter Belastung entsprechend einer Ischämie. Alle 63 szintigraphisch normalen Segmente in Ruhe und 59 (94%) unter Belastung waren auch ventrikulographisch unauffällig. Von den 13 Narbensegmenten waren im Ventrikulogramm 8 (62%) in Ruhe und 11 (85%) unter Belastung abnorm. Von den

60

24 Ischämie-Segmenten der Thallium-Szintigraphie verhielten sich angiographisch 19 (80%) unter Belastung ebenfalls pathologisch.

Die starke Zunahme von abnormen szintigraphischen Segmenten unter Belastung (37 gegenüber 13 in Ruhe) ging mit einer markanten Zunahme der Motilitätsstörungen bei der Belastungsventrikulographie einher (30 abnorme Segmente gegenüber 13 in Ruhe). Gleichzeitig fiel die ventrikulographisch bestimmte Auswurffraktion bei den 17 Patienten mit koronarer Herzkrankheit von $60,0 \pm 9,0\%$ auf $54,9 \pm 10,1\%$ signifikant ($p < 0.5$) ab, während die linksventrikulären Füllungsdrucke von $21,4 \pm 4,0$ auf $36,6 \pm 8,8$ mmHg anstiegen ($p < 0.001$). Erstreckte sich die Ischämie szintigraphisch nur über ein isoliertes Segment, so entsprach dies in der Belastungs-Ventrikulographie viermal normalen, viermal hypokinetischen und nur einmal einem akinetischen Segment; betraf der Perfusionsausfall hingegen zwei oder mehrere nebeneinanderliegende Segmente, so entsprach dies ventrikulographisch unter Belastung immer einer A- oder Dyskinesie ($p < 0.05$ für akinestische Bezirke). Die 7 im Vergleich zur Ventrikulographie falsch (oder zusätzlich) diagnostizierten Perfusionsdefekte fanden sich fünfmal inferoapikal, einmal septal und einmal lateral.

Aus dieser Untersuchung schlossen wir, daß eine mit der Thallium-Szintigraphie diagnostizierte Ischämie meist mit einer ventrikulographisch nachweisbaren Verschlechterung der regionalen Motilität und der globalen Funktion des linken Ventrikels unter Belastung einhergeht. So lassen sich sowohl Lokalisation wie auch Ausdehnung und Schweregrad einer Belastungs-induzierten Motilitätsstörung recht gut voraussagen. Diese Erkenntnis dürfte vor allem bei der Indikationsstellung zu koronarchirurgischen Interventionen oder bei der Operationsplanung beträchtliche Bedeutung erlangen.

3.2.4 Nachweis von Koronarspasmen

Der Spasmus einer großen Koronararterie, charakterisiert durch einen reversiblen Verschluß oder eine vorübergehende hochgradige ($> 85\%$) fokale oder diffuse Gefäßeinengung wird heute als wesentlicher pathogenetischer Faktor bei der Entstehung der Prinzmetal-Angina (‚variant angina') angenommen. Diese Schmerzform kann bei

Patienten mit normalen Koronararterien wie bei solchen mit schwerer 3-Ast-Erkrankung gefunden werden und tritt vor allem in den frühen Morgenstunden verbunden mit typischen EKG-Veränderungen auf. Nach neueren Untersuchungen scheinen Koronarspasmen auch bei der Entstehung von Myokardinfarkten eine bedeutende Rolle zu spielen.

Die Provokation von Koronarspasmen mit Ergonovin hat sich als sensitiver und spezifischer Test im Zusammenhang mit der Koronarographie erwiesen. Maseri und Mitarbeiter haben diesen Provokationstest auch im Zusammenhang mit der Thallium-Szintigraphie eingesetzt [57]. Sie und andere konnten zeigen, daß auch Ergonovin-induzierte Spasmen zu lokalisierten Perfusionsdefekten führen. Solche Spasmen müssen allerdings zumindest während einiger Minuten vorhanden sein, damit sie szintigraphisch nachweisbar werden, was in Anbetracht der Risiken des Ergonovin-Tests nicht ganz unbedenklich erscheint.

3.2.5 Untersuchungen beim akuten Myokardinfarkt

Schon beim Beginn der Myokardischämie, mit den ersten „Symptomen" eines beginnenden Myokardinfarktes, konnte im Tierexperiment ein Perfusionsdefekt mit der Thallium-Szintigraphie nachgewiesen werden [24]. In Untersuchungen beim Menschen konnten Wackers und Mitarbeiter zeigen, daß bei Szintigraphien in den ersten 6 Std nach Schmerzbeginn eine nahezu 100%ige Treffsicherheit vorliegt [111]. Da ein solcher Aktivitätsdefekt in Ruhe bei bestehenden Schmerzen Narbe und/oder Ruhe-Ischämie bedeuten kann, ist zu dieser Differenzierung eine Serie von Aufnahmen über die Zeit notwendig [97, 111]. Es hat sich gezeigt, daß so auch transmurale Infarkte szintigraphisch „kleiner" werden, da offenbar eine gewisse Randzonen-Ischämie verschwindet. Dieser Tatsache ist aber auch zu verdanken, daß relativ kleine Infarkte im Frühstadium szintigraphisch leichter entdeckt werden können; auf der anderen Seite relativiert sie die Möglichkeit der quantitativen Bestimmung der Infarktgröße. Werden die Thallium-201 Untersuchungen aber nicht in den ersten Stunden nach Schmerzereignis durchgeführt, sinkt die Sensitivität deutlich ab; andererseits können auch instabile Schmerzsituationen szintigraphische Ruhe-Defekte bewirken. Daneben gibt es weitere Einschränkungen für die klinisch-praktische Nützlichkeit der Thallium-Szintigraphie beim akuten Myokardinfarkt: mit dieser Methode kann nicht zwischen frischem und altem Infarkt unterschieden werden und Thallium-201 kann nicht beliebig gelagert werden (respektive ist zu teuer dazu), weshalb es normalerweise nicht zu jeder Tages- und Nachtzeit verfügbar ist.

Als Alternative muß hier die direkte Infarkt-Szintigraphie oder das „hot spot imaging", das heißt der Nachweis von nekrotischen Muskelzellen mit Technetium-99m markiertem Pyrophosphat oder ähnlichen Substanzen erwähnt werden [82]. Für Details der Methodik wird auf die Literatur verwiesen [56, 115]. Der Infarktnachweis gelingt hier in genügender Häufigkeit erst nach 12–24 Std und meist nur bei transmuralen Infarkten. Auf der anderen Seite können z. B. Patienten mit instabiler Angina pectoris positive Befunde aufweisen [49]. Wegen der relativ geringen Sensitivität und Spezifität dieser Methode, bei der ebenfalls nicht sicher zwischen frischer und alter Narbe unterschieden werden kann, wird sie vielerorts nur noch bei speziellen Fragestellungen, wie bei diagnostisch nicht verwertbarem EKG (Linksschenkelblock, Schrittmacher-Rhythmus), Myokardinfarkt bei Herzoperation oder zum Nachweis eines transmuralen Infarktes des rechten Ventrikels angewendet (vgl. Abb. 29). Aus diesem Grunde wird diese Methode hier nur am Rande erwähnt. Sie hat übrigens wie die Thallium-Szintigraphie einen limitierten Wert zur Bestimmung der Größe eines Myokardinfarktes.

3.2.6 Myokard-Perfusions-Szintigraphie: Beispiele

(Abb. 26–29)

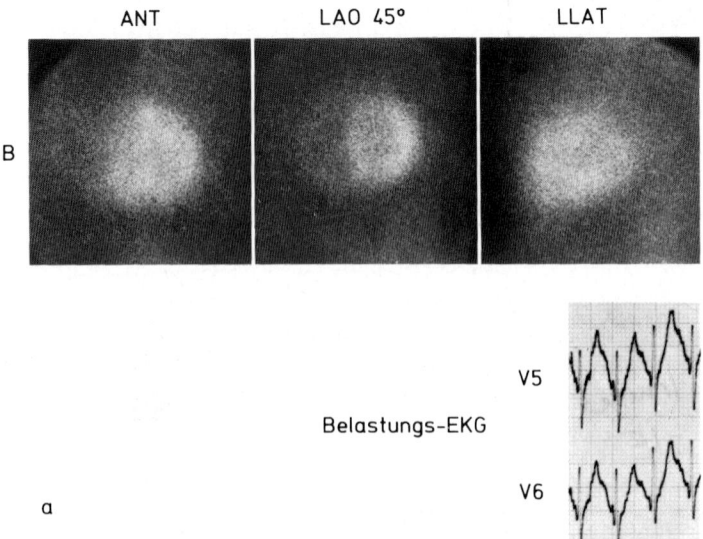

Abb. 26a. Normale Thallium-Szintigraphie bei einem Patienten (I. E., m., 30 j.) mit atypischen Brustschmerzen und einem normalen Koronarogramm (Aufnahme sofort nach Belastung). Maximale Belastung bei der aufrechten Ergometrie 200 Watt. Normales Belastungs-EKG

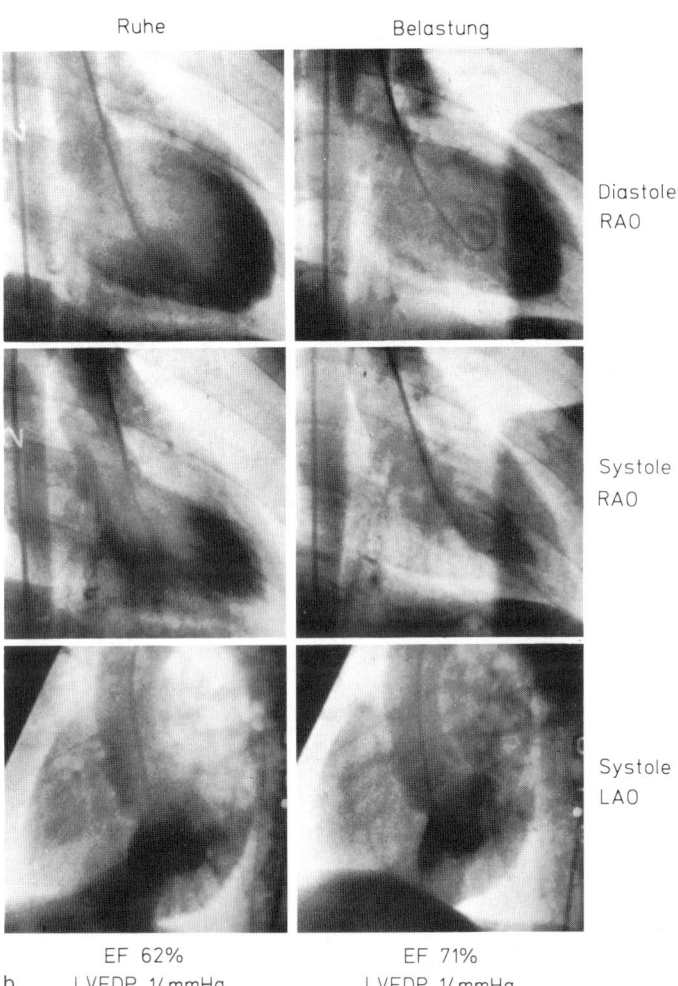

Ruhe   Belastung

Diastole
RAO

Systole
RAO

Systole
LAO

b   EF 62%   EF 71%
    LVEDP 14mmHg   LVEDP 14mmHg

Abb. 26b. Kontrastmittel-Ventrikulographie in Ruhe und unter Belastung bei demselben Patienten wie in Abb. 26a. Normale Befunde auch bei 100 Watt Belastung im Liegen

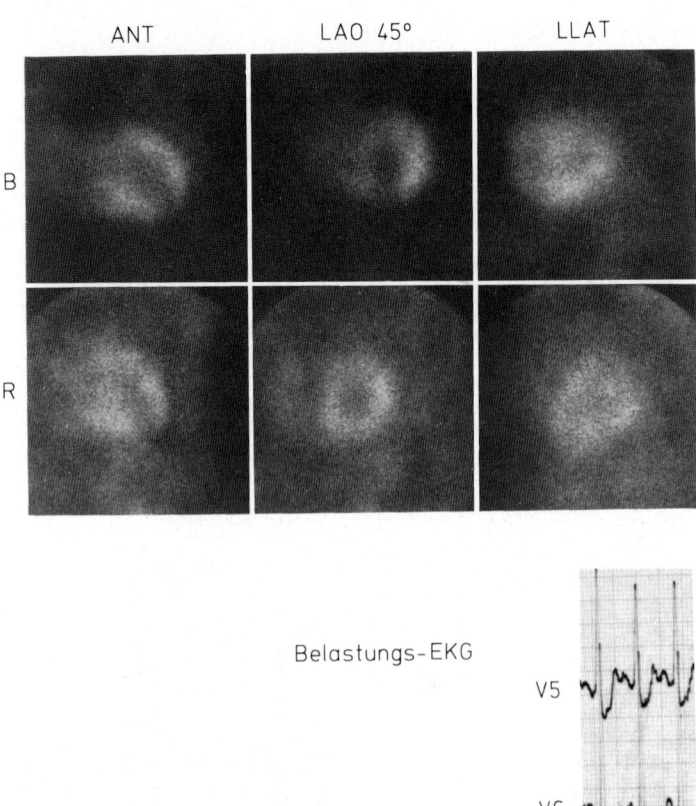

Abb. 27a. Thallium-Szintigraphie bei einem Patienten (H. H., m., 46 j.) mit Angina pectoris bei 150 Watt: sofort nach Belastung (B) Aktivitäts-Defekt im Septum (LAO) und im Vorderwand-Spitzenbereich (ANT, LLAT), der in Ruhe (R) bis auf einen kleinen Ausfall im Spitzenbereich (ANT) verschwand. Positives Belastungs-EKG

Ruhe   Belastung

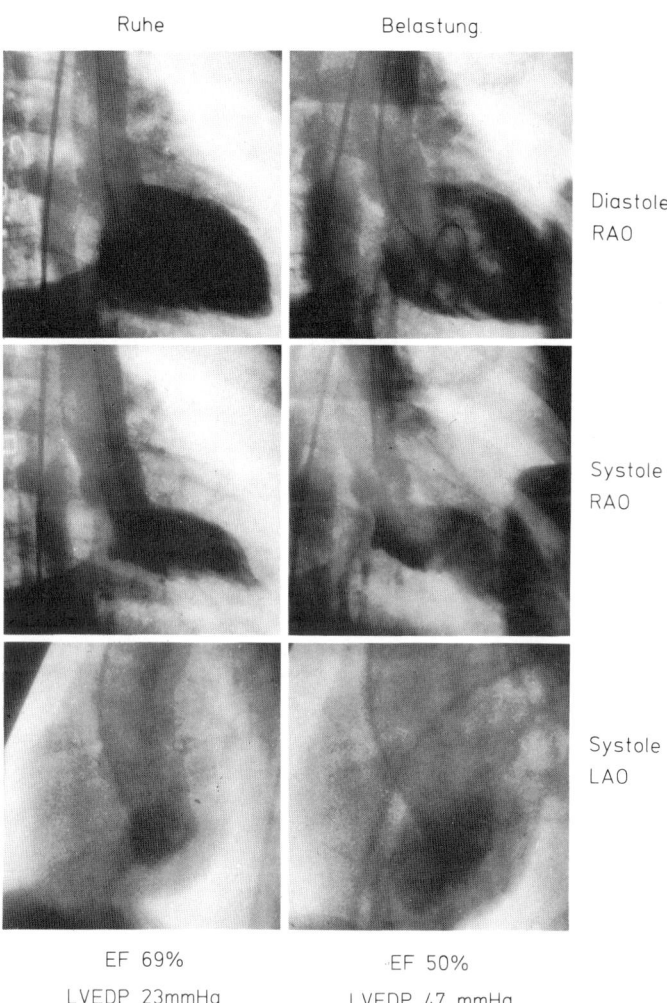

Diastole
RAO

Systole
RAO

Systole
LAO

EF 69%   EF 50%

LVEDP 23mmHg   LVEDP 47 mmHg

Abb. 27b. Kontrastmittel-Ventrikulographie in Ruhe und unter Belastung bei demselben Patienten wie in Abb. 27a. Während in Ruhe nur eine geringe Hypokinesie im Spitzenbereich nachweisbar war (RAO Systole), trat unter Belastung eine große a- bis dyskinetische Zone im Bereich von Vorderwand, Spitze und Septum auf. Gleichzeitig fiel die Auswurffraktion ab und der Füllungsdruck stieg stark an

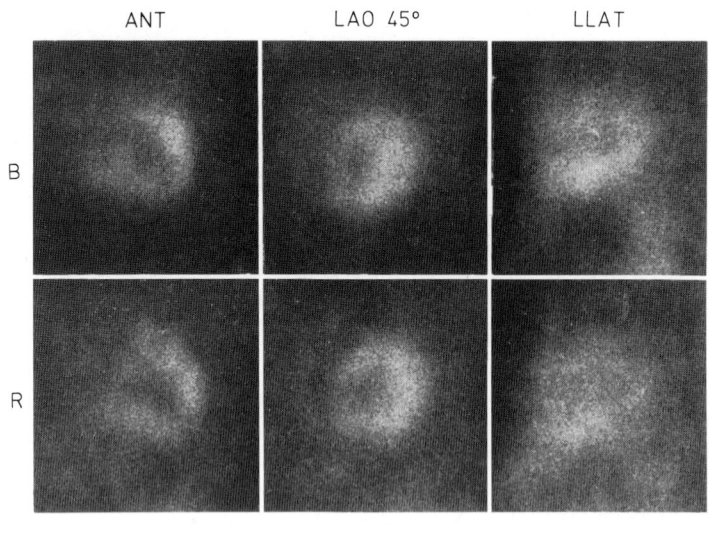

ANT   LAO 45°   LLAT

B

R

Belastungs-EKG

V5

V6

Abb. 28 a. Thallium-Szintigraphie bei einem Patienten (B. E., m., 48 j.) mit Zustand nach anteroseptalem Infarkt ohne Angina pectoris. Sowohl sofort nach Belastung (B) wie auch in Ruhe (R) fand sich ein Aktivitäts-Defekt im Vorderwand- (LLAT) und Septum- (LAO) Bereich. Negatives Belastungs-EKG bei 150 Watt

Abb. 28 b. Kontrastmittel-Ventrikulographie bei demselben Patienten wie in ▷ Abb. 28 a. Es zeigte sich in Ruhe und unter Belastung eine deutliche Hypokinesie der Vorderwand (RAO) und eine Akinesie im Septum (LAO). Die Auswurffraktion veränderte sich nicht signifikant, der Füllungsdruck stieg mäßig an

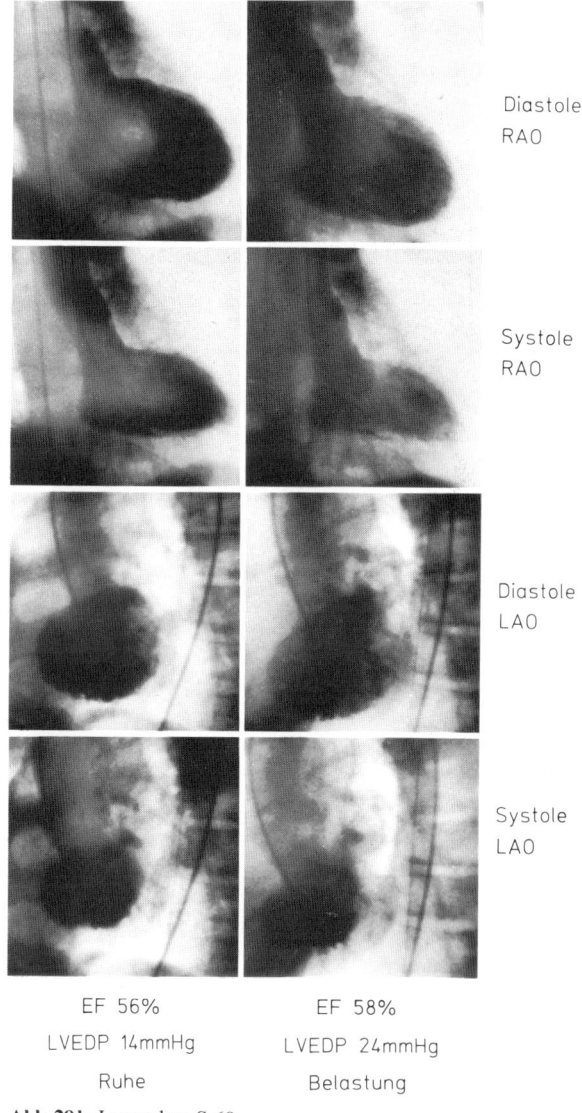

Diastole
RAO

Systole
RAO

Diastole
LAO

Systole
LAO

EF 56%
LVEDP 14mmHg
Ruhe

EF 58%
LVEDP 24mmHg
Belastung

Abb. 28 b. Legende s. S.68

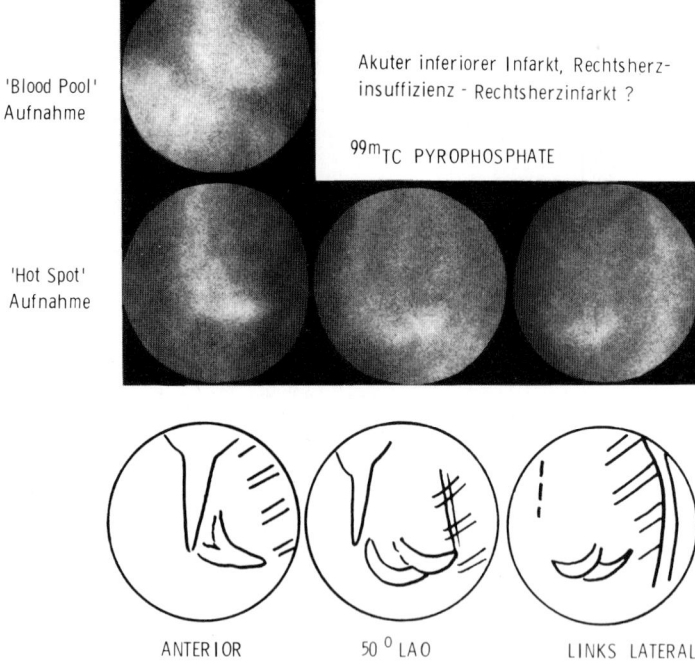

'Blood Pool'
Aufnahme

Akuter inferiorer Infarkt, Rechtsherz-
insuffizienz - Rechtsherzinfarkt ?

^{99m}TC PYROPHOSPHATE

'Hot Spot'
Aufnahme

ANTERIOR   50 ^{0} LAO   LINKS LATERAL

Abb. 29. Darstellung einer Mitbeteiligung des rechten Ventrikels bei einem
Unterwand-Myokardinfarkt mit Technetium-99m Pyrophosphat („hot spot
imaging"). Oben links Darstellung des Blutpools (Frühaufnahme). Unten:
später kam es zu einer lokalisierten Aktivitäts-Anreicherung in der Unterwand
des linken und rechten Ventrikels in zwei Sichel-förmigen Arealen

4. Differentialdiagnose der koronaren Herzkrankheit

4.1 Differentialdiagnose aufgrund kombinierter Funktions-/Perfusions-Untersuchungen

4.1.1 Vergleichende Untersuchungen

Aufgrund der bisherigen Resultate drängt sich ein Vergleich der drei nicht-invasiven Belastungstests EKG, Thallium-Szintigraphie und Radionuklid-Ventrikulographie zum Nachweis respektive Ausschluß einer koronaren Herzkrankheit auf. Dazu müssen bei denselben Patienten Sensitivität und Spezifität der 3 Tests vergleichend bestimmt und mögliche Ursachen für falsch-positive resp. falsch-negative Befunde eruiert werden. Erst aufgrund von solchen Studien kann der Einsatz dieser nicht-invasiven Tests optimal gestaltet werden.

Wir untersuchten deshalb eine konsekutive Serie von 30 Patienten und 14 Kontrollpersonen mit allen drei Methoden [72]. Alle Patienten, 27 Männer und 3 Frauen im Alter zwischen 35 und 76 Jahren, waren uns zur Abklärung von Brustschmerzen zugewiesen worden. Die Diagnose der koronaren Herzkrankheit stützte sich auf koronarographisch nachgewiesene > 50%ige Koronarstenosen. 10 Patienten hatten vor mehr als drei Monaten einen dokumentierten Myokardinfarkt erlitten. Als Kontrollgruppe dienten uns 7 junge gesunde Probanden und 7 Patienten, die ebenso zur Abklärung von Brustschmerzen zugewiesen worden waren, jedoch ein normales Koronarogramm hatten. Bei 4 von diesen Patienten mußten allerdings aufgrund von deutlich erhöhten Füllungsdrucken des linken Ventrikels (> 20 mmHg) Kardiomyopathien diagnostiziert werden. Insgesamt handelte es sich hier um 10 Männer und 4 Frauen im Alter von 31–60 Jahren.

Alle Personen wurden innert maximal 7 Tagen zweimal belastet, einmal auf dem Laufband zur EKG-Registrierung und für die Thallium-Szintigraphie, ein zweites Mal mittels Ergometrie im Liegen zur Radionuklid-Ventrikulographie. Alle 88 Belastungstests wurden bis zum Auftreten von limitierenden Symptomen durchgeführt, wobei 9 Patienten je wegen Angina pectoris abbrechen mußten. Zwei Patienten der Kontrollgruppe klagten ebenfalls über Belastungs-abhängige Brustschmerzen während den Untersuchungen. Das Doppelprodukt aus Herzfrequenz und systolischem Blutdruck als Maß für die Sauerstoffaufnahme des Myokards lag bei der Laufbanduntersuchung unter Belastung mit $24,3 \pm 6,1 \times 10^3$ mmHg/min signifikant ($p < 0.01$) höher als bei der Ergometrie im Liegen mit $21,5 \pm 4,7 \times 10^3$ mmHg/min; zudem erreichte die Kontrollgruppe bei beiden Belastungsarten signifikant ($p < 0.01$) höhere Doppelprodukt-Werte als die Patientengruppe.

Resultate: Es ergaben sich folgende Resultate: das EKG zeigte signifikante Q-Wellen bei 7 und diagnostische ST-Veränderungen unter Belastung bei 20 Patienten. Ein Patient hatte einen totalen Linksschenkelblock im EKG. Bei der Thallium-Szintigraphie konnten Defekte entsprechend einer Narbe bei 15 und vorübergehende Defekte entsprechend einer Ischämie bei 16 Patienten nachgewiesen werden. 11 Patienten hatten eine Auswurffraktion in Ruhe unter 50%, während 33 ihre Funktion unter Belastung nicht normal steigern konnten. Nur bei einem Patienten mit einer Einast-Erkrankung der rechten Koronararterie stieg die Auswurffraktion unter Belastung mehr als $10\Delta\%$ an. In der Kontrollgruppe verbesserte sich die globale Auswurffraktion zwar von $61 \pm 7\%$ auf $71 \pm 8\%$ ($p < 0.01$), doch zeigten 4 Patienten dieser Gruppe keine signifikante Änderung unter Belastung. Es handelte sich dabei um die 4 Patienten mit Kardiomyopathien.

In Tabelle 3 sind die Werte für Sensitivität und Spezifität der drei Tests und der Kombination EKG/Thallium-Szintigraphie, deren Resultate ja im gleichen Belastungstest erzielt wurden, vergleichend dargestellt. Daraus geht hervor, daß die szintigraphische Beurteilung der linksventrikulären Funktion in Ruhe und unter Belastung die sensitivste der drei nicht-invasiven Untersuchungen zum Nachweis einer koronaren Herzkrankheit darstellte. Die Kombination EKG/Thal-

Tabelle 3. Vergleich der drei Belastungstests zur nicht-invasiven Diagnose der koronaren Herzkrankheit (n = 44)

	Sensitivität (n = 30)		Spezifität (n = 14)
	Belastung +/0 Ruhe	nur Belastung	
EKG	67% (20/30)	60%	79% (11/14)
TL-201	77% (23/30)	47%	86% (12/14)
RNA	97% (29/30)	97%	71% (10/14)

lium-Szintigraphie wies eine höhere Sensitivität auf als beide Tests einzeln und war annähernd gleich sensitiv wie die Radionuklid-Ventrikulographie. Auf der anderen Seite war die Thallium-Szintigraphie die spezifischste der drei nicht-invasiven Untersuchungen zum Ausschluß einer koronaren Herzkrankheit. Die Bestimmung der globalen Auswurffraktion in Ruhe und unter Belastung erwies sich nicht als spezifisch für diese Erkrankung, denn sie zeigt eine linksventrikuläre Dysfunktion jeglicher Ätiologie an. Die Spezifität der Radionuklid-Ventrikulographie für die koronare Herzkrankheit sollte durch die Erfassung der regionalen Auswurffraktion deutlich gesteigert werden können, doch fehlen dazu noch entsprechende Daten. Der prädiktive Wert für einen positiven Befund war bei allen drei Tests ähnlich hoch, der entsprechende Wert für einen negativen Befund lag jedoch bei dieser Untersuchung für die Radionuklid-Ventrikulographie deutlich höher als für die beiden anderen Tests.

Diese Angaben stimmen recht gut mit den Resultaten anderer Studien überein [12], wobei Bodenheimer und Mitarbeiter unterstreichen, daß die Kombination von mehreren Testresultaten zu einer sehr hohen Sensitivität führt, die auf Kosten der Spezifität geht. Ein rein zahlenmäßiger Vergleich dieser Studien ist schwierig, weil weder alle Arbeitsgruppen dieselbe Belastungsform noch dieselben Kriterien für eine normale Funktion unter Belastung verwendeten. Es müssen sicher noch viel größere Patienten-Populationen untersucht werden, bis eine definitive Aussage über die relative Genauigkeit der drei Tests gemacht werden kann.

Falsch-positive und falsch-negative Befunde: In bezug auf die Diagnose der koronaren Herzkrankheit fanden wir die häufigsten falsch-positiven Befunde bei den 4 Patienten mit Kardiomyopathien: zwei von drei falsch-positiven EKGs, eines von zwei falsch-positiven Thallium-Szintigrammen und alle vier falsch-positiven Radionuklid-Ventrikulographie-Resultate betrafen diese Patienten. Die häufigsten falsch-negativen Befunde fanden sich bei Patienten mit Ein-Gefäß-Erkrankung der rechten Koronararterie bzw. Status nach inferiorem Infarkt: 5 von 10 falsch-negative EKGs, 4 von 7 falsch-negative Thallium-Szintigraphien und das einzige falsch-negative Radionuklid-Ventrikulographie-Resultat betrafen solche Patienten. Falsch-negative EKG- [3/10] und Thallium-Szintigraphie-Befunde [1/7] wurden auch bei Dreiast-Erkrankungen gefunden.

Weitere praktisch wichtige Ursachen für falsch-negative Resultate müssen in stark submaximalen Belastungstests (vgl. 2.3.1, S. 35) und bei vereinzelten Patienten in therapeutischen Effekten gesehen werden. Im Abschnitt 5. wird anhand mehrerer Untersuchungen gezeigt, daß sich sowohl die Funktion wie auch die Perfusion durch therapeutische Interventionen (Medikamente, koronar-chirurgische Eingriffe) verbessern oder gar normalisieren kann. Diese Tatsache muß sowohl bei Indikation und Durchführung wie auch vor allem bei der Interpretation der Befunde berücksichtigt werden. Ferner spielt die Wahrscheinlichkeit, mit der eine koronare Herzkrankheit bei einem bestimmten Patienten resp. einer Patientengruppe schon vor der Untersuchung besteht, eine sehr wichtige Rolle für die Aussagekraft der Testresultate (vgl. 6.1, S. 116).

4.1.2 Szintigraphische Definitionen

Aufgrund dieser vergleichenden Studie der nicht-invasiven szintigraphischen Verfahren haben wir folgende Definitionen für die Differentialdiagnose der koronaren Herzkrankheit festgelegt (Tabelle 4): findet sich ein lokalisierter Perfusionsdefekt und eine abnorme Funktion in Ruhe (EF < 50%) und/oder unter Belastung (Anstieg < $0.10\Delta\%$ über den normalen Ruhewert), bei „ischämischer Reaktion" sogar ein Abfall von mehr als $5\Delta\%$, so bedeutet dies mit großer Wahrscheinlichkeit koronare Herzkrankheit. Liegt eine normale

Tabelle 4. Definition aufgrund szintigraphischer Untersuchungen

lokalisierter Perfusionsdefekt + abnorme Funktion	= CHK
normale Perfusion + abnorme Funktion	= CM, HHK
normale Perfusion + normale Funktion	= keine HK

normale Funktion: Ruhe-EF = .60 ± 10,, EF_{ex} ⩾ + 10 Δ%
Abfallen der EF_{ex} = „ischämische Reaktion"   (CHK)
CHK = koronare Herzkrankheit, CM = Kardiomyopathie,
EF = Auswurffraktion, ex = unter Belastung, HK = Herzkrankheit
HHK = hypertensive Herzkrankheit

Thallium-Szintigraphie in Kombination mit einer normalen Funktion in Ruhe und unter Belastung vor, so ist eine Herzkrankheit, vor allem eine *koronare* Herzkrankheit mit sehr großer Wahrscheinlichkeit ausgeschlossen. Findet sich aber eine normale Thallium-Szintigraphie und eine abnorme linksventrikuläre Funktion in Ruhe und/oder unter Belastung beim selben Patienten, so kann die Wahrscheinlichkeits-Diagnose einer Kardiomyopathie evtl. einer hypertensiven Herzkrankheit oder eines Zustandes nach Myokarditis gestellt werden. Dabei bleibt natürlich der klinische Ausschluß von Herzfehlern vorausgesetzt. Die szintigraphischen Methoden können auch direkte, positive Hinweise auf eine hypertrophe oder kongestive Kardiomyopathie geben (vgl. 4.3, S. 82), womit auch diese Diagnosen nicht-invasiv erhärtet werden können.

4.1.3 Diagnose ohne Herzkatheter?

Es stellt sich nun die Frage, ob und in welchen Fällen solche kombinierte szintigraphische Untersuchungen eine Herzkatheter-Abklärung ersetzen können. Wir führten deshalb eine prospektive Untersuchung bei 22 Patienten durch, die wegen unklaren Brustschmerzen, zumeist in Ruhe, mit Verdacht auf eine akute koronare Herzkrankheit auf eine Herzstation eingewiesen worden waren [76]. In der Folge konnte in keinem Fall elektrokardiographisch oder enzymatisch ein Myokardinfarkt nachgewiesen werden. Patienten mit bereits bekannter koronarer Herzkrankheit, mit Herzklappenfehlern oder mit Zeichen einer linksventrikulären Dysfunktion wurden nicht berücksichtigt. Die antianginöse Therapie wurde vorgänglich jeglicher Untersuchung abgesetzt. Das Studienprotokoll sah eine Thallium-Szintigraphie und eine Radionuklid-Ventrikulographie je in Ruhe und unter Belastung sowie eine Linksherzkatheter-Untersuchung mit Ventrikulographie und Koronarographie zur Kontrolle der nicht-invasiven Diagnosen vor.

Resultate: Acht Patienten wiesen eine koronare Herzkrankheit mit mindestens einer $> 50\%$igen Stenose einer Koronararterie auf. Bei vier Patienten wurden aufgrund eines normalen Koronarogramms bei abnormen Füllungsdrucken des linken Ventrikels resp. einem abnormen Kontrastmittel-Ventrikulogramm Kardiomyopathien diagnostiziert. Die übrigen 10 Patienten, bei denen Koronarogramm und Hämodynamik normal ausfielen, hatten keine Herzkrankheit.

Tabelle 5 zeigt die Gegenüberstellung der kombinierten szintigraphischen und der Katheter-Beurteilung. Die Fälle, bei denen nicht-invasive und invasive Diagnosen übereinstimmten, sind hervorgehoben. Dies traf bei 6/8 Patienten mit koronarer Herzkrankheit, bei 3/4 Patienten mit Kardiomyopathien und bei 9/10 Patienten ohne Herzkrankheit oder insgesamt bei 82% aller Patienten zu. Wenn Patienten

Tabelle 5. Vergleich der invasiven/nicht-invasiven Diagnosen

szintigraphische Befunde	szintigraphische Diagnose	n	Katheter-Diagnose
TL-Defekt + abnorme Funktion	*CHK*	*6*	*CHK*
TL normal + Abfall von EF_{ex}	CM/? 3 VD	1	CHK (3VD)
TL? post. Defekt + normale Funktion	normal?	1	CHK (RCA)
TL normal + abnorme Funktion	*CM*	*3*	*CM*
TL apic. Defekt + abnorme Funktion	CHK	1	CM
TL normal + normale Funktion	*normal*	*9*	*normal*
TL apic. Defekt + normale Funktion	CHK? normal?	1	normal

CHK = koronare Herzkrankheit, CM = Kardiomyopathie, EF_{ex} = Auswurffraktion unter Belastung
RCA = rechte Koronararterie, TL = Thallium-201 Perfusions-Szintigraphie, 3VD = koronare 3-Gefäß-Erkrankung
Kursiv: Übereinstimmende, nicht-invasive und invasive Diagnosen

mit lediglich apikalen Perfusionsdefekten ausgeschlossen wurden, so fand sich bei den typischen nuklearmedizinischen Befunden für eine koronare Herzkrankheit (lokalisierter Perfusionsdefekt, abnorme Funktion unter Belastung) immer eine koronare Herzkrankheit und bei szintigraphisch normaler Funktion und Perfusion nie eine Herzkrankheit.

Die Analyse der falsch-positiven und falsch-negativen Resultate ergab weitere interessante Aufschlüsse: ein Patient mit einem normalen Thallium-Szintigramm und einem Abfall der Auswurffraktion unter Belastung wies eine koronare Dreiast-Erkrankung auf. Die szintigraphische Diagnose lautete Kardiomyopathie. Es handelte sich hier offensichtlich um einen Patienten mit gleichmäßiger Verminderung der Perfusion in allen drei Koronargefäßgebieten (vgl. 3.2.2, S. 57); zudem sprach das Abfallen der Auswurffraktion unter Belastung für eine Ischämie, also eine koronare Herzkrankheit. Ein zweiter Patient zeigte das Problem der nicht-invasiven Diagnose einer Einast-Erkrankung der rechten Koronararterie (vgl. 4.1.1, S. 71). Ferner wies ein Patient mit einer Kardiomyopathie einen apikalen Perfusionsdefekt auf, was zur falschen Diagnose einer koronaren Herzkrankheit führte. Ein solcher Spitzendefekt kann auch Ausdruck eines Volumenüberlasteten linken Ventrikels sein (vgl. 2.2.2, S. 30; 4.4.1, S. 86) und bedeutet dann nicht koronare Herzkrankheit. Schließlich wies auch ein Patient ohne Herzkrankheit einen fraglichen apikalen Perfusionsdefekt auf, weshalb die Vermutungsdiagnose koronare Herzkrankheit gestellt wurde. Offensichtlich muß die Spitzenregion in der Thallium-Szintigraphie sehr vorsichtig interpretiert und bei einer strengen Analyse ausgeschlossen werden.

Obwohl die Zahlen dieser Studie klein sind, deuten sie darauf hin, daß bei Vorliegen der erwähnten „typischen" Kombinationen für eine koronare Herzkrankheit respektive für das Fehlen einer Herzkrankheit auf diagnostische Herzkatheter-Untersuchungen verzichtet werden kann. Bei den übrigen Patienten und in Zweifelsfällen muß das Beschwerdebild entscheiden, ob zusätzlich noch eine Katheter-Untersuchung angefügt werden soll oder nicht.

4.2 Atypische Schmerzsyndrome

4.2.1 Funktionsstudien

Aufgrund einer größeren kontrollierten Arbeit wurde kürzlich gezeigt, daß nur 40–70% der Patienten mit atypischen Brustschmerzen an einer koronaren Herzkrankheit leiden [114]. In der Praxis ist die Differentialdiagnose solcher Schmerzsyndrome oft sehr schwierig. Die Treffsicherheit des Belastungs-EKGs ist bei dieser Patientengruppe zu gering, als daß damit auf einfachem Wege eine größere diagnostische Sicherheit erlangt werden könnte, weshalb nicht selten die Diagnose mit einer Linksherzkatheter-Untersuchung etabliert werden muß.

Um zu sehen, wie nützlich die szintigraphischen Methoden in dieser Situation sind, untersuchten wir eine konsekutive Serie von 26 Patienten mit Belastungs-induzierten atypischen Brustschmerzen mit der Radionuklid-Ventrikulographie in Ruhe und unter Belastung und verglichen die Resultate mit 20 normalen Kontrollpersonen [72]. In die Studie wurden nur Patienten mit einer normalen Auswurffraktion in Ruhe (> 50%), ohne antianginöse Therapie (vgl. 5., S. 93) und ohne anamnestischen Myokardinfarkt aufgenommen, die in der Folge auch einer diagnostischen Linkskatheter-Untersuchung unterzogen wurden. Es handelte sich um 26 Männer mit einem Alter zwischen 31 und 67 Jahren. Als Vergleich dienten 20 junge gesunde Probanden zwischen 24 und 45 Jahren ohne anamnestische oder klinische Hinweise für eine koronare Herzkrankheit und mit normalem Belastungs-EKG.

Resultate: Die Resultate sind in Abb. 30 dargestellt. Die Auswurffraktion der Kontrollgruppe stieg von $61 \pm 5\%$ in Ruhe auf $76 \pm 7\%$ bei maximaler Belastung signifikant an. Von den 26 Patienten zeigten 14 einen ähnlichen Anstieg von $\geq 10\Delta\%$ über den Ruhewert. Diese Patienten mit normalem Verhalten der Auswurffraktion unter Belastung bildeten für die weitere Analyse Gruppe A. Die übrigen 12 Patienten (Gruppe B) zeigten einen Abfall der Auswurffraktion unter Belastung von $62 \pm 6\%$ auf $57 \pm 7\%$.

Gruppe A mit normalem EF-Verhalten unter Belastung war im

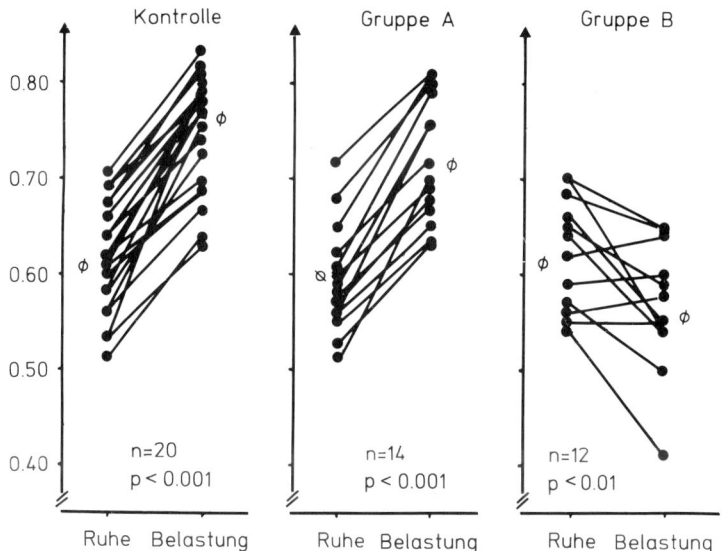

Abb. 30. Verhalten der Auswurffraktion unter Belastung bei 26 Patienten mit atypischen Brustschmerzen und 20 normalen Kontrollpersonen. 14 Patienten konnten ihre linksventrikuläre Funktion unter Belastung ebenfalls normal steigern, (Gruppe A), während sich die Auswurffraktion bei 12 Patienten abnorm verhielt (Gruppe B)

Durchschnitt jünger als Gruppe B und erreichte ein höheres Doppelprodukt Herzfrequenz × systolischen Blutdruck bei einer größeren total geleisteten Arbeit. Da aber alle Patienten einen Symptom-limitierten Belastungstest vollendet hatten und die Änderung der Auswurffraktion innerhalb beider Gruppen einheitlich war, konnte keiner der Faktoren Alter, Doppelprodukt oder geleistete Arbeit für die Unterschiede im Verhalten der Auswurffraktion zwischen beiden Gruppen verantwortlich gemacht werden. Die Linkskatheter-Untersuchung hingegen ergab ein normales Koronarogramm und normale linksventrikuläre Füllungsdrucke bei 13/14 Patienten der Gruppe A. Ein Patient dieser Gruppe wies eine alleinige 75%-ige Stenose der rechten Koronararterie auf. Von den 12 Patienten der Gruppe B zeigten 10 signifikante Koronarstenosen (> 50%) und zwei normale Koronararterien aber deutlich erhöhte Füllungsdrucke (> 20 mmHg) unter Belastung als Hinweis für eine linksventrikuläre Erkrankung. Die genaue Anamnese dieser zwei Patienten ergab Belastungs-induzierte Schwindelzustände respektive Synkopen. Damit lauteten die definitiven Diagnosen „keine Herzkrankheit" bei 13 von 14 Patienten der Gruppe A und „koronare Herzkrankheit" bei 10 von 12 sowie „Kardiomyopathie" bei 2 von 12 Patienten der Gruppe B.

In dieser Untersuchung konnte somit allein aufgrund des Verhaltens der Auswurffraktion unter Symptom-limitierter Belastung recht genau zwischen Patienten mit und ohne Herzkrankheit unterschieden werden. Da die regionale Auswurffraktion nicht speziell berücksichtigt wurde und bei den gleichen Patienten keine Thallium-Szintigraphie durchgeführt wurde, konnte nicht zwischen den Ursachen für die abnorme linksventrikuläre Funktion unter Belastung (koronare Herzkrankheit oder Kardiomyopathie) unterschieden werden. Immerhin scheint die Folgerung zulässig, daß allein aufgrund eines normalen Verhaltens der globalen (und regionalen) Auswurffraktion unter Belastung eine Herzkrankheit mit genügend großer Wahrscheinlichkeit ausgeschlossen werden kann, so daß auf weitere invasive Abklärungsuntersuchungen verzichtet werden kann.

4.2.2 Perfusionsstudien

Zur Beurteilung der Treffsicherheit der Thallium-Szintigraphie bei der Differentialdiagnose von atypischen Brustschmerzen analysierten wir die Untersuchungen von 46 konsekutiven Patienten. Es handelte sich um 25 Männer und 21 Frauen mit einem Alter zwischen 31 und 71 Jahren, die uns zur diagnostischen Linkskatheter-Untersuchung zugewiesen worden waren. Keiner der Patienten hatte aufgrund von Anamnese oder Klinik eine sichere oder sehr wahrscheinliche koronare Herzkrankheit.

Resultate: Bei der Koronarographie zeigten nur 13 aller 46 Patienten signifikante (> 50%ige) Stenosen, während die Katheterdiagnosen der übrigen 33 Patienten lauteten: hypertensive Herzkrankheit 5 mal, Kardiomyopathie 12 mal, Mitralklappenprolaps 5 mal und keine Herzkrankheit 11 mal. Bei der Thallium-Szintigraphie zeigten 9 der 13 Patienten mit koronarer Herzkrankheit lokalisierte Defekte. Nur bei 4 von ihnen traten signifikante ST-Senkungen auf. Diese relativ tiefe Sensitivität der Thallium-Szintigraphie bei Patienten mit atypischen Brustschmerzen (69%) darf in Anbetracht der tiefen „pretest likelihood" einer koronaren Herzkrankheit nicht überraschen (vgl. 6.1, S. 116).

Von den 33 Patienten ohne Herzkrankheit wiesen 29 (88%) eine als normal beurteilte Thallium-Szintigraphie auf, während die falsch-positiven Resultate 3 mal den infero-apikalen Bereich (zweimal bei Patienten mit Kardiomyopathien) betraf.

Diese Analyse zeigte somit, daß die Genauigkeit der Thallium-Szintigraphie in dieser speziellen Patientengruppe mit 78% zwar deutlich höher war als diejenige des Belastungs-EKGs (59%), daß aber bei ca. einem Viertel der Patienten eine koronare Herzkrankheit nicht richtig nachgewiesen respektive ausgeschlossen werden konnte. Immerhin bestätigte sich die früher beschriebene Beobachtung (vgl. 4.1.1, S. 71), daß ein lokalisierter Perfusionsdefekt in einem anderen Myokardabschnitt als der Herzspitze mit sehr großer Wahrscheinlichkeit auf eine koronare Herzkrankheit hinweist.

Im Abschnitt 4.1.3 sind die Resultate einer vergleichenden Untersuchung der szintigraphischen Funktions- und Perfusionsbeurteilung bei einer speziellen Gruppe von Patienten mit „atypischen Brustschmerzen" dargestellt. Die Zahl der untersuchten Patienten ist allerdings zu klein, um daraus Werte für die relative Sensitivität und Spezifität der Methoden bei dieser besonderen Fragestellung anzugeben und entsprechend große Untersuchungen dazu fehlen bisher in der Literatur.

Zusammenfassend kann festgehalten werden, daß bei Patienten mit atypischen Brustschmerzen eine koronare Herzkrankheit durch den nicht-invasiven Nachweis einer normalen linksventrikulären Funktion in Ruhe und unter Belastung mit großer Wahrscheinlichkeit ausgeschlossen werden kann. Ein lokalisierter Perfusionsdefekt (nicht die Spitze betreffend) spricht stark für das Vorliegen von Koronarstenosen. Durch die Kombination beider szintigraphischen Untersuchungen kann in gut ¾ aller Patienten eine richtige Diagnose gestellt und damit eine Herzkatheter-Abklärung überflüssig gemacht werden.

4.3 Kardiomyopathien

4.3.1 Funktionsstudien

Die Differentialdiagnose koronare Herzkrankheit/Kardiomyopathie ist klinisch oft sehr schwierig und erfordert deshalb weitere diagnostische Untersuchungen. Das EKG ist häufig unspezifisch verändert oder zeigt z. B. das Bild einer Linkshypertrophie oder eines Zustandes nach Infarkt. Dem Echokardiogramm kommt hier, vor allem bei der hypertrophen Kardiomyopathie, eine ganz wesentliche diagnostische Bedeutung als nicht-invasive Untersuchung zu. Bereits im Kapitel 4.1.1, S. 71 wurde die szintigraphische Diagnose „Kardiomyopathie" als abnorme Funktion in Ruhe und/oder unter Belastung bei gleichzeitig normaler Thallium-Szintigraphie festgelegt. Wie weit die Radionuklid-Ventrikulographie aber auch direkte Hinweise auf das Vorliegen einer Kardiomyopathie liefern kann, war die Frage für eine weitere Untersuchung an 18 Patienten. Es handelte sich um 15 Männer und 3 Frauen mit einem Alter von 38–62 Jahren. Aufgrund der Katheter-Untersuchungen handelte es sich dabei um 6 Patienten mit hypertroph obstruktiver Kardiomyopathie sowie um 7 Patienten mit kongestiver und 5 mit restriktiver Form der Erkrankung. Alle Patienten wurden mit der Radionuklid-Ventrikulographie in Ruhe und soweit möglich auch unter ergometrischer Belastung untersucht.

Resultate: Die Resultate sind in Abb. 31 zusammengefaßt. Die drei Patientengruppen wiesen signifikant unterschiedliche Auswurffraktionen in Ruhe auf: die globale EF war bei Patienten mit hypertropher Form deutlich über die Norm erhöht (78,3 ± 10,0%) und lag bei restriktiver Kardiomyopathie im Normbereich (60,2 ± 5,4%), während sie bei Patienten mit kongestiver Kardiomyopathie zum Teil massiv erniedrigt war (21,3 ± 9,5%). Unter Belastung blieb die Auswurffraktion bei allen Patienten unverändert, zeigte also ein abnormes Verhalten. Die regionale Analyse ergab auch keine signifikanten Unterschiede der regionalen Funktion, doch fanden sich andere Hinweise für das Vorliegen von Kardiomyopathien: Abb. 32 a zeigt ein typisches Beispiel eines Patienten mit einer hypertroph obstruktiven

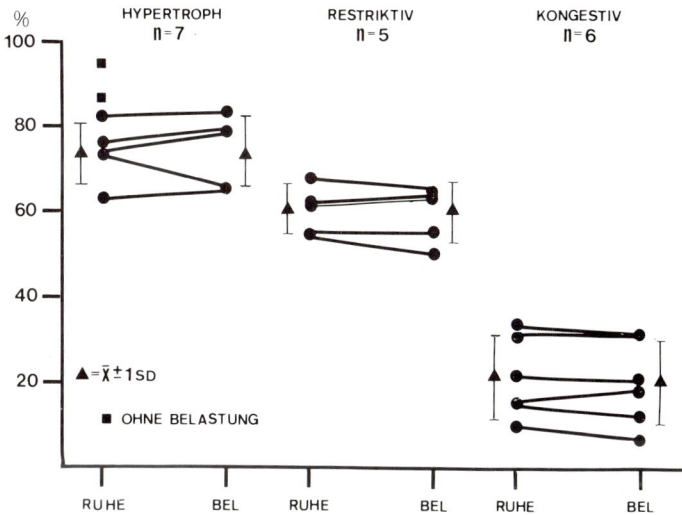

Abb. 31. Linksventrikuläre Auswurffraktion (EF) in Ruhe und unter Belastung bei 18 Patienten mit Kardiomyopathien. In Ruhe zeigten die Patienten mit hypertropher Form eine überhöhte EF und diejenigen mit kongestiver Form eine erniedrigte EF, während die EF bei restriktiver Kardiomyopathie im Normbereich lag. Unter Belastung kam es in keinem Patienten zu signifikanten Veränderungen der Ruhe-Werte

Kardiomyopathie mit einem intraventrikulären Druckgradienten von 60 mmHg. Die Hypertrophie des beidseits von Aktivität „umflossenen" Septums tritt als große, lokalisierte Zone eines „Negativ-Kontrastes" im end-diastolischen Bild deutlich zutage. Dazu fällt das sehr kleine end-systolische Aktivitäts-„Volumen" auf, welches den Grund für die hohe Auswurffraktion bildet. Im Gegensatz dazu zeigt Abb. 32b die Befunde bei einem Patienten mit kongestiver Kardiomyopathie. End-diastolisches und end-systolisches Volumen des linken und des rechten Ventrikels sind deutlich vergrößert, die Auswurffraktion beider Kammern massiv eingeschränkt. Somit können aus dem Radionuklid-ventrikulographischen Bild von Patienten mit Kardiomyopathien ebenso wie aus quantitativen Bestimmungen der links- und rechtsventrikulären Funktion in Ruhe und unter Belastung positive Hinweise auf die Diagnose Kardiomyopathie gewonnen

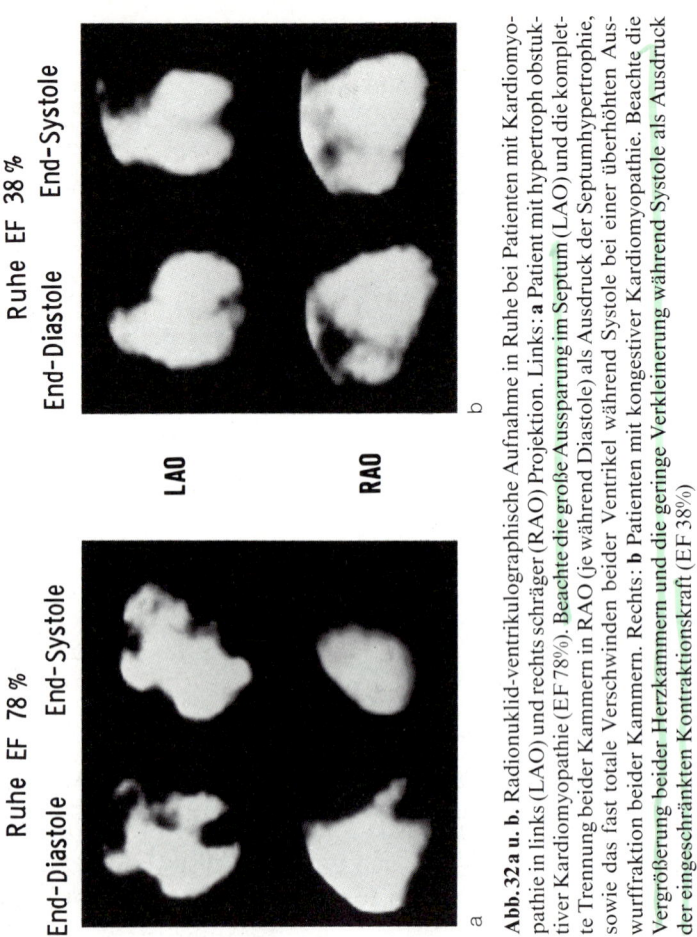

Abb. 32 a u. b. Radionuklid-ventrikulographische Aufnahme in Ruhe bei Patienten mit Kardiomyopathie in links (LAO) und rechts schräger (RAO) Projektion. Links: **a** Patient mit hypertroph obstuktiver Kardiomyopathie (EF 78%). Beachte die große Aussparung im Septum (LAO) und die komplette Trennung beider Kammern in RAO (je während Diastole) als Ausdruck der Septumhypertrophie, sowie das fast totale Verschwinden beider Ventrikel während Systole bei einer überhöhten Auswurffraktion beider Kammern. Rechts: **b** Patienten mit kongestiver Kardiomyopathie. Beachte die Vergrößerung beider Herzkammern und die geringe Verkleinerung während Systole als Ausdruck der eingeschränkten Kontraktionskraft (EF 38%)

werden. Dies wurde auch von anderen Autoren beschrieben [83]. Eine definitive Diagnose läßt sich aber aus der Radionuklid-Ventrikulographie allein höchstens bei typischen Befunden für eine hypertroph obstruktive Kardiomyopathie stellen.

4.3.2 Thallium-201-Szintigraphie

Gemäß Definition ist die Koronarperfusion bei Patienten mit Kardiomyopathien normal. Dennoch sind hier wiederholt Thallium-Szintigramme mit lokalisierten Defekten beobachtet worden [32, 89]. Abb. 33 zeigt eine solche Untersuchung. Dieser junge Patient hatte im Anschluß an eine virale Pleuro-Pneumonie eine schwere kongestive Kardiomyopathie entwickelt. Die Linksherzkatheter-Untersuchung bestätigte die Diagnose, das Koronarogramm war normal. Offenbar war bei diesem Patienten im Rahmen des viralen Infektes auch eine Myokarditis abgelaufen. Als Ursache der regional verminderten Thallium-201 Aufnahme müssen daher nicht Durchblutungsstörungen sondern Herzmuskelzellnekrosen verantwortlich gemacht werden. Solche Resultate sind zwar für die Diagnostik der koronaren Herzkrankheit als „falsch-positiv" zu beurteilen, basieren aber auf einer echten Störung der Thallium-201 Aufnahme durch Zellunter-

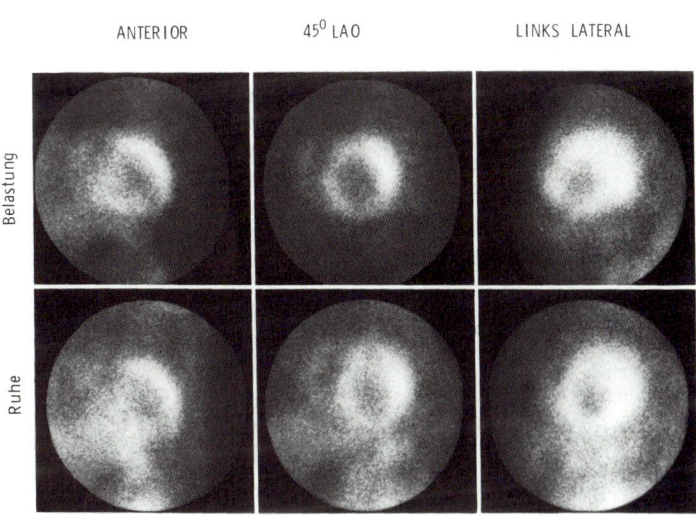

Abb. 33. Thallium-Szintigraphie bei einem 38jähr., m. Patienten mit kongestiver Kardiomyopathie. Sofort nach Belastung und in Ruhe fand sich ein lokalisierter Aktivitäts-Defekt im Septum- und Spitzenbereich. Daneben fällt der große linke Ventrikel auf (Diskussion dieser Befunde vgl. Text)

2 mCi 201-Tl

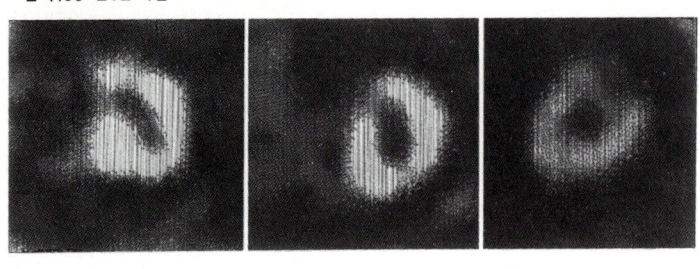

AP   45° LAO   LI LATERAL

Abb. 34. Thallium-Szintigraphie bei einem Patienten (♂, V. L., 1. 10. 41.) mit hypertropher Kardiomyopathie. Es sind nur die – gefilterten – Aufnahmen sofort nach Belastung abgebildet. Die Verdickung des Myokards mit Einengung des Kavums kommt sehr gut zur Darstellung

gang. Andere „falsch-positive" Thallium-Befunde betreffen vor allem die Spitzenregion bei kongestiven Formen der Herzmuskelerkrankung mit stark dilatiertem linken Ventrikel (vgl. 2.2.2, S. 30; 4.4.1, S. 86). Auf der anderen Seite können stark hypertrophierte linke Ventrikel szintigraphisch als positive Befunde erkannt und sogar semiquantitativ erfaßt werden (Abb. 34).

Somit erlaubt auch die Thallium-Szintigraphie wichtige Aussagen in der Diagnostik der Kardiomyopathien, ihr Nutzen bei der Differentialdiagnose zur koronaren Herzkrankheit ist aber durch die erwähnten Beobachtungen eingeschränkt. In der Kombination mit der Radionuklid-Ventrikulographie kann die Verdachtsdiagnose Kardiomyopathie aber recht häufig gestellt werden (vgl. 4.1.2/3, S. 90 f.).

4.4 Begleitende koronare Herzkrankheit

4.4.1 Aortenvitien

Patienten mit Aortenvitien klagen oft über Angina pectoris, ohne daß eine begleitende koronare Herzkrankheit vorliegt. Es wird angenommen, daß diesen Brustschmerzen keine lokale sondern eine diffuse, subendokardiale Ischämie zugrunde liegt. Bailey und Mitarbeiter beschrieben bei 22 Patienten mit Aortenvitien eine mit der Thallium-Szintigraphie beobachtete ausgedehnte „Verdünnung" der linksventrikulären Wand nach Belastung und interpretierten dies als Ausdruck der subendokardialen Ischämie [5]. Wir beobachteten mehrere Patienten mit Aortenvitien und normalen Koronararterien, die Belastungs-induzierte, lokalisierte Thallium-Defekte im Spitzenbereich aufwiesen. Es stellte sich daher die Frage, wie zuverlässig eine begleitende koronare Herzkrankheit mit der Thallium-Szintigraphie bei diesen Patienten diagnostiziert werden könne und welche Bedeutung lokalisierten Perfusionsdefekten bei Patienten mit normalen Koronararterien zukomme.

Dazu untersuchten wir eine konsekutive Serie von 29 Patienten, 21 Männer und 8 Frauen mit einem Alter von 33–71 Jahren, die uns zur Abklärung eines symptomatischen Aortenvitiums zugewiesen worden waren [77]. 15 Patienten klagten über klassische Angina pectoris, 7 über atypische Brustschmerzen und 21 über mittelschwere bis schwere Dyspnoe (NYHA III–IV). Sechs Patienten hatten auch Synkopen erlitten. Alle Patienten wurden einem kombinierten Belastungstest EKG/Thallium-Szintigraphie unterzogen, bevor sie mittels Links- und Rechtsherzkatheter untersucht wurden. Die Klappeninsuffizienz stellte das dominante Problem bei 16 Patienten dar, während bei 13 die Stenose im Vordergrund stand. Patienten mit zusätzlichen Mitralvitien oder Zustand nach Myokardinfarkt wurden von der Studie ausgeschlossen. Acht Patienten konnten 4–8 Wochen nach Aortenklappenersatz erneut szintigraphisch untersucht werden.

Resultate: Die Befunde der Thallium-Szintigraphie sind in Tabelle 6 in Relation zum koronarographischen Befund zusammengestellt.

Tabelle 6. Vergleich der szintigraphischen und koronarographischen Befunde bei Patienten mit symptomatischen Aortenvitien

CHK	Anzahl Patienten	Thallium-201 Defekte			keine Defekte
		Total Defekte	Nur apical	Andere Bezirke	
vorhanden	12	10	2	8	2
nicht vorhanden	17	12	12	0	5

Zehn der 12 Patienten mit signifikanten Koronarstenosen zeigten lokalisierte Perfusionsdefekte (Sensitivität 83%), während 12 von 17 Patienten ohne koronare Herzkrankheit ebenfalls fokale Ausfälle zeigten („falsch-positive" Befunde). Es fiel auf, daß alle 12 „falsch-positiven" Defekte den Spitzenbereich betrafen, während 8/10 Ausfälle bei Patienten mit koronarer Herzkrankheit in anderen Myokardabschnitten lokalisiert waren. Ferner fanden sich die „falsch-positiven" Thallium-Befunde nur bei Patienten mit alleiniger Aorteninsuffizienz (10 Patienten) oder mit kombinierten Vitien (2 Patienten), hingegen nicht bei reiner Aortenstenose. Abb. 35 zeigt ein Beispiel eines solchen Belastungs-induzierten, reversiblen Spitzendefektes bei einem Patienten mit Aorteninsuffizienz und dilatiertem linkem Ventrikel.

Zwei Patienten mit schwerer Aortenstenose (Druckgradienten über der Aortenklappe von 80 und 90 mmHg) zeigten normale Thalli-

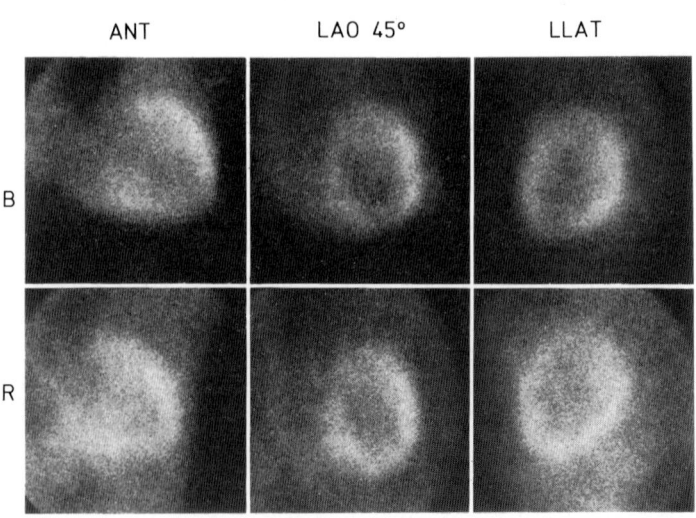

EKG: Linksventrikuläre Hypertrophie mit Strain

Abb. 35. Thallium-Szintigraphie bei einem Patienten (T. F., m., 40 j.) mit schwerer Aorteninsuffizienz ohne begleitende koronare Herzkrankheit. Die Aufnahmen nach 150 Watt Belastung (B) zeigten einen lokalisierten Spitzendefekt, der in Ruhe (R) nicht mehr nachweisbar war. Deutliche Dilatation des linken Ventrikels. EKG: linksventrikuläre Hypertrophie mit Strain

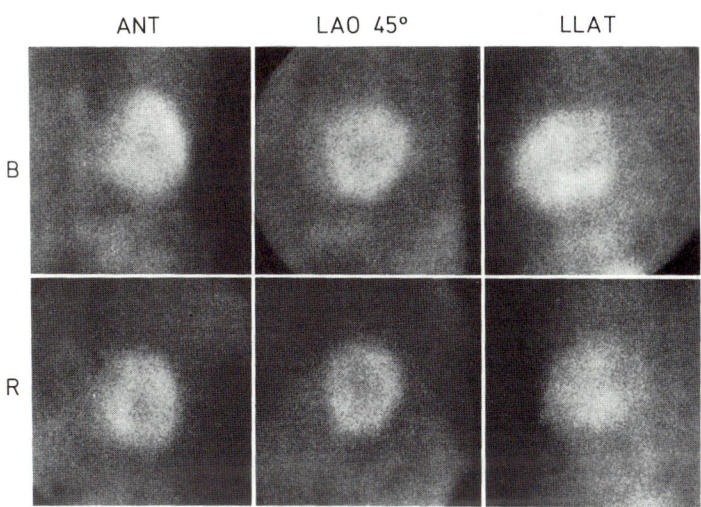

	ANT	LAO 45°	LLAT
B			
R			

EKG: LVH mit Strain

Abb. 36. Thallium-Szintigraphie bei einem Patienten (M. G., m., 71 j.) mit schwerer Aortenstenose (Druckgradient 90 mmHg) und koronarer 2-Ast-Erkrankung mit > 75%-igen Stenosen des Ramus circumflexus und der rechten Koronararterie. Szintigraphischer Befund ohne sichere, lokalisierbare Ausfälle. EKG: linksventrikuläre Hypertrophie mit Strain

um-Befunde, obschon sie > 75%ige Koronarstenosen aufwiesen („falsch-negative" Befunde; Abb. 36). Dies stimmt mit früheren Beobachtungen überein, wonach eine begleitende koronare Herzkrankheit bei massiver linksventrikulärer Hypertrophie mit der Thallium-Szintigraphie verpaßt werden kann [5].

Für die Belastungs-induzierten Spitzendefekte bei Patienten mit Aorteninsuffizienzen und normalen Koronararterien gibt es verschiedene Erklärungsmöglichkeiten. Da solche Befunde bei Patienten mit koronarer Herzkrankheit Ausdruck einer Ischämie sind, könnte auch hier ein ähnlicher Mechanismus eine Rolle spielen. Es klagten allerdings nur 3/12 Patienten mit diesem Befund über Brustschmerzen, wo hingegen lediglich 2/15 Patienten mit klassischer Angina isolierte Spitzendefekte aufwiesen. Eine andere Erklärung wurde durch eine experimentelle Untersuchung von Gewirtz und Mitarbeiter über den

Einfluß von Volumenänderungen auf die Thallium-Aufnahmen geliefert [31]. Sie fanden, daß Veränderungen der linksventrikulären Geometrie und des Kontraktionsablaufes „Defekte" auf den szintigraphischen Bildern vortäuschen können, ohne daß eine Veränderung der effektiven Aktivitäts-Verteilung gefunden wurde. Damit könnten die Volumen-Überbelastung des linken Ventrikels sowie die Belastungs-bedingten Kontraktionsänderungen Ursachen für die szintigraphischen Spitzenausfälle sein. Die Tatsache, daß dieser Befund nur Patienten mit Aorteninsuffizienzen betraf, unterstützt diese Theorie. Es schließt aber nicht aus, daß auch die erhöhte Wandspannung mit entsprechender Minderdurchblutung der Spitzenregion zu dem Thallium-Befund beitrug. Interessant ist hier auch die Beobachtung von Hecht und Hopkins, die bei 6 von 12 Patienten mit Aorteninsuffizienz und normalen Koronararterien Belastungs-bedingte regionale Funktionsstörungen (REF) im Spitzenbereich fanden [36].

Aufgrund dieser Untersuchung kann festgehalten werden, daß bei Patienten mit Aorteninsuffizienz lokalisierte, reversible Thallium-Defekte unter Belastung auch bei normalen Koronararterien gefunden werden. Diese Spitzendefekte scheinen vor allem im Zusammenhang mit einer schweren Volumen-Überlastung des linken Ventrikels zu stehen. Perfusionsausfälle in anderen Myokardbezirken sind recht spezifisch für eine begleitende koronare Herzkrankheit. Diese Begleit-Diagnose kann allerdings aufgrund der Thallium-Szintigraphie bei Patienten mit schwerer linksventrikulärer Hypertrophie verpaßt werden.

4.4.2 Mitralklappenprolaps-Syndrom

Patienten mit Mitralklappenprolaps klagen oft über atypische Brustschmerzen und Rhythmusstörungen, womit sich die Frage nach einer begleitenden koronaren Herzkrankheit stellen kann. Da dies vor allem jüngere Patienten und häufig Frauen betrifft, ist die Wahrscheinlichkeit, daß eine koronare Herzkrankheit tatsächlich vorliegt, schon vor der szintigraphischen Untersuchung gering. Immerhin fanden verschiedene Autoren einen recht guten prädiktiven Wert für die Thallium-Szintigraphie bei Patienten mit Mitralklappenprolaps [45].

Wir haben selbst 14 Patienten untersucht, die wegen atypischen Brustschmerzen bei Mitralklappenprolaps zu einer Koronarographie zugewiesen worden sind. Szintigraphisch wiesen 4 lokalisierte Defekte auf: bei jenen 2 Patienten, bei denen die Aktivitäts-Ausfälle nicht die Spitzenregion betrafen, bestanden signifikante Koronarstenosen. Alle anderen Patienten hatten ein normales Koronarogramm. Damit kann eine begleitende koronare Herzkrankheit bei Mitralklappenprolaps durch eine normale Thallium-Szintigraphie mit großer Wahrscheinlichkeit ausgeschlossen werden.

Newman und Mitarbeiter berichteten kürzlich, daß sich auch die szintigraphisch bestimmte linksventrikuläre Funktion bei Patienten mit Mitralklappenprolaps und normalen Koronararterien völlig normal verhalte [64]. Im Gegensatz dazu fanden Gottdiener und Mitarbeiter bei einer Untergruppe von solchen Patienten auch ohne Vorliegen einer Mitralinsuffizienz eine verminderte funktionelle Reserve des linken Ventrikels unter Belastung [33]. Sie interpretierten dies als Hinweis auf den oft diskutierten kardiomyopathischen Prozeß beim Mitralklappenprolaps-Syndrom. Die diagnostische Bedeutung dieses abnormen szintigraphischen Befundes ist aber noch nicht klar.

4.4.3 Linksschenkelblock

Bei Vorliegen eines Linksschenkelblocks ist die elektrokardiographische Aussage für die Diagnostik der koronaren Herzkrankheit eingeschränkt. Es stellt sich die Frage nach der Ätiologie dieser Reizleitungsstörung, speziell wenn der Patient asymptomatisch ist. Liegt eine signifikante koronare Herzkrankheit vor oder nicht? Wir stellten dazu unsere Thallium-Untersuchungen bei 18 Patienten mit komplettem Linksschenkelblock zusammen, die zum Teil nur wegen dieser Veränderung, zum Teil aber auch wegen Symptomen zur Koronarographie zugewiesen worden waren.

Resultate: 14 Patienten wiesen eine signifikante koronare Herzkrankheit auf; alle hatten abnorme Befunde bei der Thallium-Szintigraphie. Von den 4 Patienten mit normalen Koronararterien hatten 2 einen normalen Thallium Befund. Einer wies eine schwere Aorteninsuffizienz auf; er zeigte einen Ausfall im Spitzenbereich unter Belastung (vgl. 4.4.1, S. 86). Ein weiterer Patient, ein 34jähriger Sportler mit einem großen „Sportler-Herz" wies trotz normalem Koronarogramm eine apikale und zum Teil septale „Narbe" auf. Obwohl dieser Befund im Septumbereich bei einem Sportler mit normaler Hämodynamik in Ruhe und unter Belastung, aber erniedrigter Auswurffraktion in Ruhe zu Spekulationen über die Ätiologie des Linksschenkelblocks Anlaß geben könnte, muß der Befund als „falsch-positiv" gewertet werden. Immerhin kann aufgrund dieser Untersuchungen bei Patienten mit Linksschenkelblock festgehalten werden, daß die Thallium-Szintigraphie auch hier mit akzeptabler Genauigkeit eine zugrunde liegende koronare Herzkrankheit nachweisen resp. ausschließen läßt.

5. Beurteilung der Therapie der koronaren Herzkrankheit

5.1 Einleitung

Neben der Diagnostik und Differentialdiagnose ist die Beurteilung des Therapie-Erfolges klinisch von großer Bedeutung. Bei Patienten mit koronarer Herzkrankheit lautet dabei die Frage: kann die Angina pectoris, d.h. die Belastungs-induzierte Ischämie und eine damit verbundene Verschlechterung der linksventrikulären Funktion durch Medikamente oder eine Bypass-Operation günstig beeinflußt oder gar behoben werden?

Die Radionuklid-Ventrikulographie eignet sich wie kaum eine andere Methode zur wiederholten Bestimmung der globalen und regionalen linksventrikulären Funktion sowohl in Ruhe und unter Belastung wie auch vor und nach therapeutischen Interventionen. Wir führten deshalb eine prospektive Untersuchung mit dem Ziel durch, die akute Wirkung der drei heute verfügbaren antianginösen Medikamentengruppen Nitroglyzerin, Betablocker und Calcium-Antagonisten vergleichend zu prüfen [80]. Wir wählten dazu 16 Patienten mit einer Einast-Erkrankung des Ramus interventricularis anterior (RIVA), um so ischämische respektive vernarbte Myokardbezirke (anteroseptal) mit normalen Arealen (posterolateral) im selben Patienten vergleichen zu können.

Patienten, Methodik: Es handelte sich um 14 Männer und 2 Frauen mit einem Alter zwischen 23 und 64 Jahren. Neun Patienten litten unter Angina pectoris und hatten eine > 75%-ige Stenose im RIVA (Gruppe A), während 7 einen Zustand nach dokumentiertem transmuralem anteroseptalen Infarkt ohne Angina pectoris aufwiesen

(Gruppe B). Das Koronarogramm zeigte in Gruppe B einen totalen oder subtotalen Verschluß des RIVA. Es wurden nur Patienten berücksichtigt, bei denen alle antianginösen Medikamente 5 Tage vor der Untersuchung (Nitrate 24 Std vorher) abgesetzt werden konnten und die keine andere Herzkrankheit (Klappenfehler) und keine Lungenkrankheit aufwiesen.

Alle Patienten wurden vorgängig unserer Untersuchung einem kombinierten Belastungstest mit EKG und Thallium-Szintigraphie sowie einer Koronarographie und Kontrastmittel-Ventrikulographie unterzogen. Das EKG zeigte bei 6/9 Patienten der Gruppe A signifikante ST-Senkungen unter Belastung bei normalem Ruhebefund, während bei allen 7 Patienten der Gruppe B ein Zustand nach Vorderwandinfarkt nachweisbar war. Mit der Thallium-Szintigraphie konnte in der Gruppe A immer eine anteroseptale Ischämie und in der Gruppe B eine Narbe im selben Gebiet demonstriert werden.

Als Kontrollgruppe für die Veränderungen ohne Therapie dienten 9 Männer zwischen 31 und 53 Jahren, die uns zur Abklärung von atypischen Brustschmerzen zugewiesen worden waren. Alle hatten eine normale körperliche Leistungsfähigkeit sowie ein normales EKG, eine normale Thallium-Szintigraphie und eine normale Hämodynamik je in Ruhe und unter Belastung. Acht Patienten hatten zusätzlich ein normales Koronarogramm und Ventrikulogramm in Ruhe und unter Belastung. Bei einem 37-jährigen Polizisten, der wegen paroxysmal aufgetretenem Vorhofflimmern aus Versicherungsgründen abgeklärt werden mußte, wurde aufgrund der absolut normalen nichtinvasiven Tests und der normalen Hämodynamik auf eine Linksherzkatheter-Untersuchung verzichtet.

Für die Untersuchung wurden simultan hämodynamische und Radionuklid-ventrikulographische Messungen durchgeführt. Dazu wurde ein Einschwemm-Katheter in die Pulmonalarterie vorgeschoben zur Registrierung der gemischt-venösen Sauerstoffsättigung sowie der pulmonal-arteriellen und linksventrikulären Füllungsdrucke. Das Herzminutenvolumen wurde nach Fick berechnet, wobei die Sauerstoffaufnahme bei jeder Druckmessung mit einem Hellige Oxymeter bestimmt wurde. Der peripher-arterielle Blutdruck wurde mit der Manschette gemessen. Schlagvolumen, pulmonaler und totaler Gefäßwiderstand sowie das Doppelprodukt aus Herzfrequenz × systolischem Blutdruck wurden berechnet.

Gleichzeitig mit jeder hämodynamischen Messung wurden globale und regionale Auswurffraktionen mit der Aequilibrium Radionuklid-Ventrikulographie bestimmt. Es wurde die in Kapitel 2 beschriebene Methodik verwendet. Bei den regionalen Funktionsbestimmungen wurde jeweils das anteroseptale mit dem posterolateralen Segment verglichen (vgl. 2.1.7, S.22). Zur Auswertung wurden Daten einer 2-minütigen Acquisitionsdauer in Ruhe und am Ende jeder Belastung verwendet.

Für die detaillierte Beschreibung der Durchführung und der statistischen Analyse wird auf die Original-Literatur verwiesen [80]. Für Vergleiche zwischen Werten unter Therapie und Kontrollwerten wurde der t-Test für gepaarte Stichproben verwendet, wobei in Anbetracht der wiederholten Paarvergleiche p-Werte von < 0.02 als „signifikant" anzusehen sind. Zum Gruppenvergleich wurde ein Duncan-multiple-range-test (Varianzanalyse) mit einer Signifikanzschwelle von $p < 0.05$ verwendet.

Studienprotokoll: In einer Voruntersuchung wurde diejenige Belastungsstufe bestimmt, bei welcher die Patienten der Gruppe A Angina pectoris verspürten und die Patienten der Gruppe B wegen Dyspnoe oder Erschöpfung abbrechen mußten. Zuerst wurden Kontrollwerte ohne Therapie in Ruhe und unter Belastung gewonnen. Nach einer Erholungsphase von ca. 45 min wurde mit der Medikamentenprüfung begonnen. Die drei Medikamente wurden in randomisierter Reihenfolge verabreicht, um so eventuell andauernde Medikamenteneffekte oder Einflüsse der wiederholten Belastungstests auf die gemessenen Parameter zu erfassen respektive auszuschließen. Folgende drei Substanzen wurden eingesetzt: Nitroglyzerin 0,8 mg sublingual, Nifedipin (Adalat) 5 ng/kg/min in einer Kurzinfusion über 2×5 min und Metoprolol (Lopresor) 0,15 mg/kg langsam i.v. Die Messungen wurden 1–2 min nach Nitroglyzerin und Metoprolol und sofort nach Unterbrechung der Nifedipin-Infusion in Ruhe resp. unter Belastung vorgenommen. Dabei wurde dieselbe Belastungsstufe gewählt, die ohne Therapie zu Symptomen geführt hatte. Nach Gabe von Nitroglyzerin und Nifedipin wurde je eine Erholungszeit von 75 min, nach Metoprolol eine solche von 24 Std abgewartet, bevor das nächste Medikament verabreicht wurde.

Kontrollwerte ohne Therapie: Ohne Therapie zeigten alle 16 Patienten unter Belastung einen signifikanten Anstieg der Herzfrequenz ($p < 0.001$), des systolischen Blutdrucks ($p < 0.01$), des Doppelprodukts ($p < 0.001$), des kardialen Index ($p < 0.001$) und des Schlagindex ($p < 0.05$) sowie einen signifikanten Abfall der peripheren und pulmonalen Gefäßwiderstände ($p < 0.001$). Der linksventrikuläre Füllungsdruck und der diastolische Blutdruck stieg bei den Patienten mit Belastungs-induzierter Ischämie stärker an als bei Patienten mit Zustand nach Infarkt, doch war hier der Füllungsdruck bereits in Ruhe erhöht. Die Auswurffraktion sank unter Ischämie signifikant ($p < 0.05$) ab und blieb bei Zustand nach Infarkt unverändert.

Im Gegensatz dazu zeigte die normale Kontrollgruppe einen unter Belastung signifikanten Anstieg der Auswurffraktion ($p < 0.001$) und einen stärkeren Anstieg des Schlagindex gegenüber den Patientengruppen. Der linksventrikuläre Füllungsdruck und der diastolische Blutdruck änderten sich hier nicht signifikant.

In den folgenden Abschnitten werden die Resultate dieser Studie für jedes Medikament separat dargestellt. Zusätzlich werden die Befunde einer Untersuchung über chronische Betablocker-Therapie und über die Kombinationsbehandlung Betablocker – Calzium-Antagonist auf die linksventrikuläre Funktion beschrieben. Schließlich wird der Effekt der aortokoronaren Bypass-Operation auf Funktion und Perfusion anhand von zwei weiteren Studien dargestellt.

5.2 Nitroglyzerin

5.2.1 Szintigraphische Funktionsstudien

Nach Gabe von Nitroglyzerin änderte sich die globale Auswurffraktion in Ruhe nicht. Im Gegensatz dazu verbesserte sich die linksventrikuläre Funktion unter Belastung signifikant von $56,7 \pm 12,2\%$ ohne Therapie auf $66,8 \pm 12,2\%$ nach Nitroglyzerin in Gruppe A (RIVA-Stenose, Angina pectoris) und von $42,7 \pm 17,8\%$ auf $47,1 \pm 15,1\%$ (Abb. 37) in Gruppe B (RIVA-Verschluß, Status nach Infarkt). Diese Resultate stimmen mit früheren Arbeiten über den Effekt von Nitroglyzerin auf die globale linksventrikuläre Funktion gut überein.

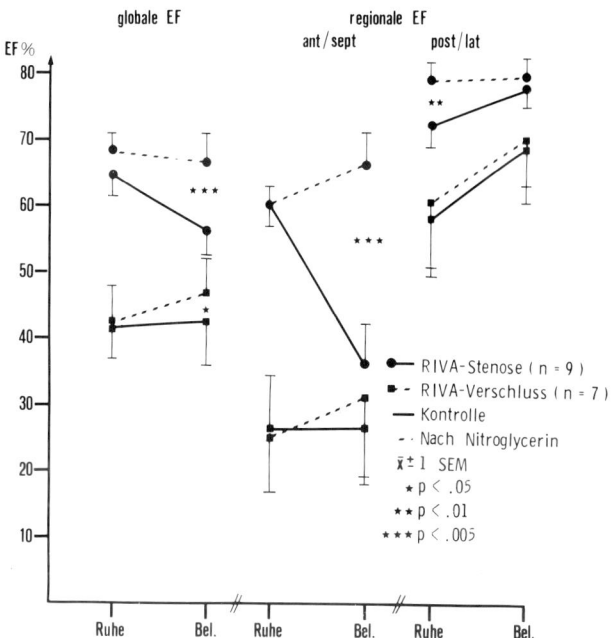

Abb. 37. Globale (EF) und regionale (REF) Auswurffraktion in Ruhe und unter Belastung vor (ausgezogene Linie) und nach Nitroglyzerin (gestrichelt) bei 9 Patienten mit RIVA-Stenose und 7 Patienten mit RIVA-Verschluß. Anteroseptal = betroffenes (ischämisches, vernarbtes) Gebiet, posterolateral = normales Gebiet. Die Verbesserung der globalen EF unter Belastung nach Nitroglyzerin kam v. a. durch eine hochsignifikante Verbesserung der REF im ischämischen Gebiet zustande

Die Verbesserung war in unserer Untersuchung zwar deutlicher bei Patienten mit Belastungs-induzierter Ischämie als bei Zustand nach Infarkt, war aber in beiden Gruppen signifikant. Damit muß festgehalten werden, daß die Auswurffraktion unter Belastung nach Nitroglyzerin nicht nur bei Patienten mit ischämischen Arealen, sondern auch bei solchen mit Zustand nach Infarkt verbessert wird.

Abb. 37 zeigt neben den Nitroglyzerin-bedingten Änderungen der globalen Auswurffraktion auch die Wirkung dieses Medikamentes auf das ischämische resp. vernarbte anteroseptale Segment einerseits

97

und das normale posterolaterale Segment andererseits. Dabei zeigte sich, daß die Hauptwirkung von Nitroglyzerin tatsächlich im ischämischen Gebiet zur Geltung kam. Hier fand sich eine hoch signifikante Verbesserung der regionalen Auswurffraktion unter Belastung.

In allen anderen Gebieten fand sich keine signifikante Veränderung der regionalen Funktion. In einer rein deskriptiven Analyse registrierten Borer und Mitarbeiter ebenfalls eine deutliche Verbesserung der regionalen Funktion unter Belastung nach Nitroglyzerin [15].

5.2.2 Hämodynamische Mechanismen

Im Vordergrund der hämodynamischen Veränderungen, welche der Verbesserung der globalen und regionalen Auswurffraktion zugrunde liegen, stand eine signifikante Abnahme der linksventrikulären Füllungsdrucke und, weniger ausgeprägt, der end-diastolischen Volumina und des diastolischen Blutdrucks als Ausdruck des venösen Poolings nach Nitroglyzerin. Systolischer Blutdruck, kardialer Index und peripherer Widerstand änderten sich nicht signifikant, während die Herzfrequenz leicht anstieg.

Somit kam der günstige Effekt auf die globale linksventrikuläre Funktion vor allem durch eine Verminderung des Preloads zustande. Es gibt experimentelle Hinweise, daß auch eine Umverteilung der Koronardurchblutung zugunsten vorher ischämischer Gebiete nach Nitroglyzerin eine wesentliche Rolle bei der Verbesserung der Pumpfunktion spielt [9, 41, 43]. Dies könnte unsere Beobachtungen beim Menschen, welche eine Verbesserung der regionalen Auswurffraktion nur im vorher ischämischen Gebiet ergaben, gut erklären. Dazu würde auch passen, daß dieselbe funktionelle Verbesserung in den Narbenbezirken nicht beobachtet wurde.

5.3 Calcium-Antagonisten

5.3.1 Szintigraphische Funktionsstudien

Nach Gabe von Nifedipin (Adalat) stieg die globale Auswurffraktion in Ruhe bei beiden Patientengruppen signifikant an und diese Verbesserung der linksventrikulären Funktion blieb auch unter Belastung nachweisbar (Abb. 38). Der Anstieg der Auswurffraktion unter Belastung war nach Nifedipin bei Patienten mit Angina pectoris etwas weniger ausgeprägt als nach Nitroglyzerin, im übrigen aber recht gut vergleichbar. Sehr ähnlich wie nach Nitroglyzerin sahen auch die Veränderungen der regionalen Auswurffraktion nach Nifedipin aus (Abb. 38). Wiederum fand sich der Haupteffekt im ischämischen Segment mit einem hochsignifikanten Anstieg der regionalen Auswurffraktion in diesem Gebiet.

Dagegen zeigte sich im Narbensegment und in den normalen Bezirken nur eine Tendenz zur Verbesserung, welche gesamthaft zur signifikant höheren globalen Auswurffraktion unter Belastung in beiden Gruppen führte.

Eine andere Population von 7 Patienten mit Angina pectoris, die in ähnlicher Weise ohne Therapie sowie 1 Std nach 10 mg Nifedipin per os untersucht worden war (vgl. 5.5, S. 105), zeigte keine signifikante Veränderung der globalen Auswurffraktion in Ruhe. Unter Belastung fiel die Auswurffraktion bei diesen Patienten vor Therapie um $13 \pm 4 \Delta\%$ unter den Ruhe-Wert ab, während dieser Abfall durch Nifedipin auf $4 \pm 6 \Delta\%$ verringert wurde ($p < 0.001$). Damit fand sich auch hier eine signifikante Verbesserung der linksventrikulären Funktion unter Belastung.

5.3.2 Hämodynamische Mechanismen

Die hämodynamischen Veränderungen, welche diesem Nitroglyzerin-ähnlichen Effekt auf die linksventrikuläre Auswurffraktion zugrunde liegen, waren aber anders: es fand sich ein Anstieg der Herzfrequenz und des kardialen Index verbunden mit einem signifikanten Abfall des Blutdruckes und des peripheren Widerstandes. Der links-

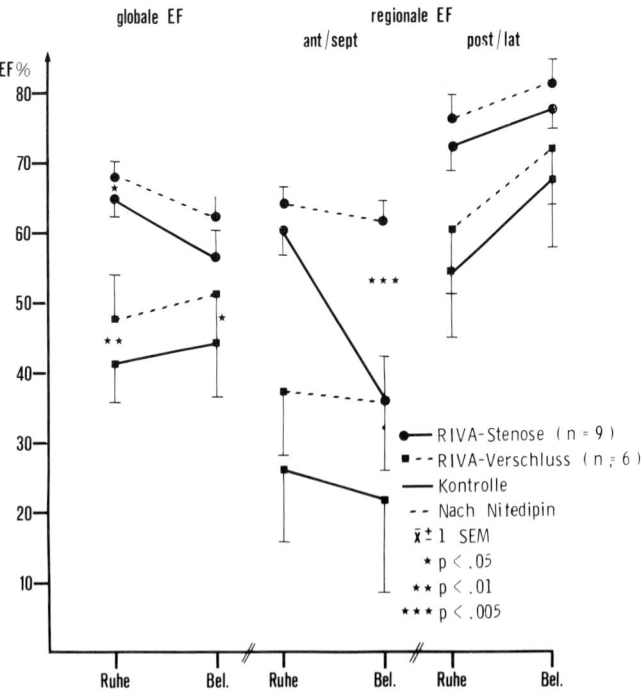

Abb. 38. Globale (EF) und regionale (REF) Auswurffraktion in Ruhe und unter Belastung vor (ausgezogene Linie) und nach Nifedipin (gestrichelt) bei 9 Patienten mit RIVA-Stenose und 7 Patienten mit RIVA-Verschluß. Anteroseptal = betroffenes (ischämisches, vernarbtes) Gebiet, posterolateral = normales Gebiet. Es fand sich eine hochsignifikante Verbesserung der REF im ischämischen Gebiet und ein deutlicher Trend zur Verbesserung in den übrigen Gebieten, so daß die globale EF in beiden Gruppen unter Belastung ebenfalls signifikant anstieg

ventrikuläre Füllungsdruck wurde deutlich weniger reduziert als nach Nitroglyzerin und die Volumina blieben unverändert.

Die beobachtete akute Nifedipin-Wirkung auf die linksventrikuläre Funktion kam damit hauptsächlich durch eine Afterload-Reduktion zustande, angezeigt durch einen Abfall des peripheren Widerstandes und des Blutdruckes. Die experimentell beschriebene negativ inotrope Wirkung von Nifedipin war in dieser Untersuchung wie in einer früheren Studie beim Menschen nicht nachweisbar [52]. Es gibt Hinweise, daß die experimentell erwartete Kontraktilitäts-Verminderung nach einer Behandlung mit Calcium-Antagonisten durch eine reflexartige Steigerung der sympathischen Aktivität und durch Kompensationsmechanismen auf die massive Afterload-Reduktion überspielt werden. Aufgrund experimenteller Untersuchungen mit Nifedipin scheinen neben der Afterload-Reduktion auch eine Steigerung des Kollateral-Blutflusses zu akut ischämischen Gebieten [37] sowie eine direkt myokardiale (metabolische) Schutzwirkung [19, 63] zum günstigen Effekt dieses Medikamentes beizutragen. Dies mag erklären, daß wir zwar die bedeutendste Wirkung von Nifedipin – wie von Nitroglyzerin – in den ischämischen Bezirken beobachteten, daß aber aufgrund der Afterload-Reduktion auch in normalen und vernarbten Myokardabschnitten eine allgemeine Tendenz zu verbesserter regionaler Funktion festgestellt werden konnte.

5.4 Betablocker

5.4.1 Szintigraphische Funktionsstudien

Nach intravenöser Injektion von Metoprolol (Lopresor) fiel die globale Auswurffraktion bei Patienten mit Belastungs-induzierter Ischämie signifikant ab (von $64,7 \pm 6,6\%$ vor Therapie auf $60,9 \pm 5,7\%$ nach Metoprolol; $p < 0.025$). Bei Patienten mit Zustand nach Myokardinfarkt änderte sich dagegen die Auswurffraktion in Ruhe nicht. Unter Belastung blieb die globale linksventrikuläre Funktion in beiden Gruppen ebenfalls unverändert.
Die regionale Analyse zeigte einige interessante Resultate (Abb. 39): der Abfall der globalen Auswurffraktion in Ruhe nach Metoprolol kam offensichtlich durch einen stark signifikanten Abfall im Gebiet der Belastungs-induzierten Ischämie zustande. Im gleichen Gebiet verbesserte sich aber die regionale Funktion unter Belastung deutlich. Im Gegensatz dazu sank die regionale Auswurffraktion im gesunden posterolateralen Bezirk unter Belastung bei beiden Patientengruppen signifikant ab ($p < 0.05$). Diese unterschiedlichen Effekte der akuten

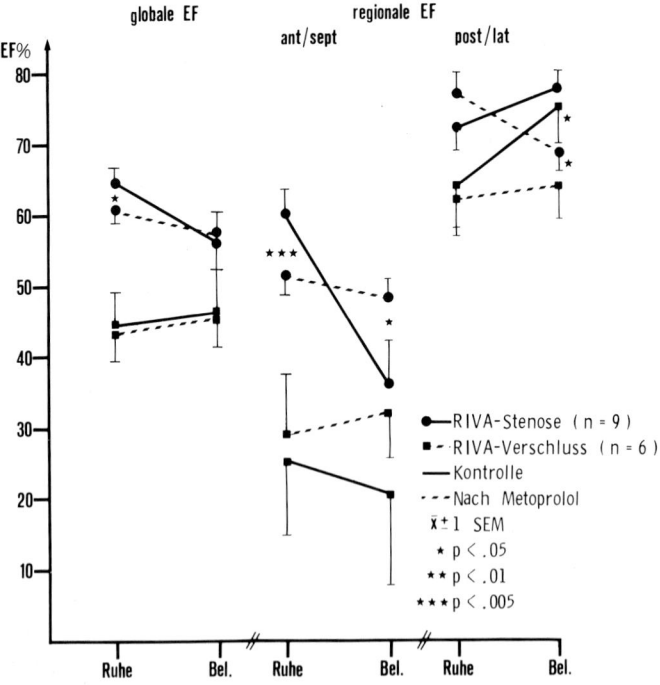

Abb. 39. Globale (EF) und regionale (REF) Auswurffraktion in Ruhe und unter Belastung vor (ausgezogene Linie) und nach Metoprolol (gestrichelt) bei 9 Patienten mit RIVA-Stenose und 7 Patienten mit RIVA-Verschluß. Anteroseptal = betroffenes (ischämisches, vernarbtes) Gebiet, posterolateral = normales Gebiet. In Ruhe fand sich ein signifikanter Abfall der globalen EF aufgrund eines Abfalls im ischämischen Gebiet. Unter Belastung änderte sich die globale EF nicht, da sich die regionale Verbesserung im ischämischen und die Verschlechterung im normalen Gebiet gegenseitig aufhoben

Betablockade auf die regionale linksventrikuläre Funktion in ischämischen gegenüber normalen Bezirken heben sich insofern gegenseitig auf, als die globale Auswurffraktion keine signifikante Änderung unter Belastung zeigte.

Vergleichbare Veränderungen der globalen Auswurffraktion fanden wir auch bei einer anderen Guppe von 7 Patienten mit Angina pectoris, die in ähnlicher Weise ohne Therapie und 1 Std nach 100 mg Acebutolol (Prent) per oral untersucht wurde (vgl. 5.5, S. 105). Auch hier sank die Auswurffraktion in Ruhe signifikant von 64,7 ± 6,9% auf 58,2 ± 5,0% ab, während sie sich unter Belastung nicht änderte. Diese Beobachtungen stimmen mit invasiven Untersuchungen über die akute Betablocker-Wirkung überein.

5.4.2 Hämodynamische Mechanismen

Wesentlich anders als nach Nitroglyzerin und Nifedipin verhielten sich auch die hämodynamischen Parameter nach akuter Betablockade: Herzfrequenz, systolischer Blutdruck und kardialer Index fielen vor allem unter Belastung signifikant ab, während der periphere Widerstand anstieg. Der linksventrikuläre Füllungsdruck und die enddiastolischen Volumina änderten sich nicht.

Die beobachtete akute Betablocker-Wirkung auf die linksventrikuläre Funktion stimmt mit früheren hämodynamischen Studien gut überein; neben einem ausgeprägten negativ chronotropen Effekt fand sich eine antihypertensive und negativ inotrope Wirkung ohne Anstieg der linksventrikulären Füllungsdrucke, hingegen mit signifikanter Zunahme des peripheren Widerstandes. Die Verminderung des myokardialen Sauerstoff-Verbrauchs und eine gewisse Verminderung der Kontraktilität des Herzmuskels scheinen aufgrund dieser Daten die wichtigsten Faktoren hinter den hämodynamischen und szintigraphischen Veränderungen zu sein. Wie aus unseren Beobachtungen der regionalen Analyse hervorgeht, scheint der negativ inotrope Effekt vor allem die normal perfundierten Bezirke zu betreffen. Der „antiischämische" Effekt der Betablocker-Behandlung kommt möglicherweise ebenfalls zum Teil durch eine Umverteilung der Koronardurchblutung zwischen ischämischen und normalen Gebieten zustande [109].

5.4.3 Chronische Betablocker-Wirkung

Gegenüber dem Akutversuch verändert sich die Hämodynamik unter chronischer Betablocker-Therapie: der kardiale Index, der akut abfällt, steigt wieder an, gleichzeitig mit einem Abfall des peripheren

Widerstandes. Damit verstärkt sich die Blutdruck-senkende Wirkung, während der negativ chronotrope Effekt unverändert anhält.

Zur Prüfung der chronischen Betablocker-Wirkung auf die globale Auswurffraktion in Ruhe und unter Belastung untersuchten wir 10 Patienten mit Angina pectoris, 9 Männer und 1 Frau mit einem mittleren Alter von 57 ± 6 Jahren [6]. Sechs Patienten hatten bereits einen Myokardinfarkt durchgemacht. Alle Patienten wurden zweimal untersucht, einmal während einer klinisch antianginös wirksamen Propranolol (Inderal)-Behandlung und einmal ohne Therapie.

Resultate: Unter chronischer Propranolol-Behandlung sank die Herzfrequenz in Ruhe und unter Belastung signifikant (p < 0.001) ab. Der Blutdruck blieb in Ruhe unverändert, sank aber unter Belastung nach Propranolol ebenfalls signifikant ab. Im Gegensatz zum Akutversuch änderte sich die globale Auswurffraktion nach chronischer Betablockade in Ruhe nicht (56 ± 9% vor, 54 ± 9% während Propranolol). Vergleichbare Resultate fanden Katz und Mitarbeiter nach chronischer Acebutolol-Therapie [44]. Diese Unterschiede gehen offenbar parallel zu den Veränderungen des kardialen Index, der akut ebenfalls absinkt, um unter chronischer Behandlung wieder anzusteigen. Unter Belastung fand sich bei den Patienten mit Angina pectoris eine signifikante Verbesserung der globalen Auswurffraktion. In der Kontrolluntersuchung war sie um 11 Δ% unter den Ruhe-Wert abgefallen (p < 0.05), während Propranolol-Medikation stieg sie signifikant an (p < 0.05). Ohne daß die regionale Funktion bei diesen Patienten analysiert worden wäre, kann angenommen werden, daß der negative Effekt der akuten Betablocker-Therapie auf die normalen Segmente unter chronischer Therapie abnahm, während die günstige Wirkung auf die ischämischen Bezirke gleich blieb oder sogar zunahm. Dies könnte erklären, daß 5 Patienten mit normaler Ruhe-Funktion vor Therapie unter Propranolol einen normalen Anstieg der Auswurffraktion unter Belastung aufwiesen. Wenn diese Patienten aus diagnostischen Gründen unter Betablocker-Therapie untersucht worden wären, hätten die Resultate als „falsch-negativ" bezeichnet werden müssen!

5.5 Kombinierte Therapie mit Betablockern und Calcium-Antagonisten

5.5.1 Szintigraphische Funktionsstudien

Aufgrund der verschiedenen antianginösen Mechanismen von Betablockern und Calcium-Antagonisten erscheint es rational, diese beiden Gruppen von Medikamenten zur Verbesserung der Angina pectoris-Behandlung zu kombinieren. Wir führten deshalb eine Studie zur Evaluation des klinischen und hämodynamischen Effektes einer solchen Kombination durch und versuchten, den Beitrag der einzelnen Komponenten zur kombinierten Wirkung zu erfassen [78].

Einundzwanzig Personen mit einem Alter zwischen 38 und 70 Jahren, die uns zur Abklärung einer stabilen Angina pectoris zugewiesen worden waren, wurden in die Studie aufgenommen. Bei allen wurde die koronare Herzkrankheit mittels Linksherzkatheter nachgewiesen. Zusätzlich zeigten alle Patienten signifikante elektrokardiographische und/oder szintigraphische Befunde einer Ischämie beim kombinierten EKG/Thallium-Belastungstest. Zehn Patienten hatten bereits einen Myokardinfarkt durchgemacht, doch zeigte keiner klinische Zeichen der Herzinsuffizienz. Eingeschlossen wurden nur Patienten mit einer Ruhe-Auswurffraktion von > 45%, bei denen alle antianginösen Medikamente mindestens 5 Tage (Nitrate 24 Std) vor der Untersuchung abgesetzt werden konnten.

Die Patienten wurden in gleicher Weise wie die 16 Patienten mit RIVA-Einast-Erkrankung (5.1, S. 93) mit simultaner Bestimmung der Auswurffraktion und der Hämodynamik untersucht. Das Studienprotokoll sah eine Randomisierung der Patienten in 3 Gruppen vor: nach Bestimmung der Kontrollwerte erhielt Gruppe A zuerst 100 mg Acebutolol (Prent), Gruppe B 10 mg Nifedipin (Adalat) und Gruppe C die Kombination beider Substanzen. Eine Stunde nach oraler Gabe der Medikamente wurden dieselben Messungen in Ruhe und unter Belastung durchgeführt wie ohne Therapie. Darauf wurde den Patienten der Gruppe A 10 mg Nifedipin und denjenigen der Gruppe B 100 mg Acebutolol verabreicht, während Gruppe C kein zusätzliches Medikament erhielt. Nach einer weiteren Stunde wurden alle 21 Patienten ein drittes Mal in Ruhe und Belastung untersucht. Nach jeder Belastung wurden die Patienten aufgefordert, ihre Brustschmerzen in einer Skala von 0–3 subjektiv zu gradieren, wobei 3 schwere, 2 mäßige, 1 leichte und 0 keine Schmerzen bedeutete.

Resultate: Es zeigten sich keine signifikanten Unterschiede zwischen den 3 Patientengruppen bezüglich Alter, frühere Myokardinfarkte, Schwere der Angina pectoris (NYHA), Ausdehnung der koronaren Herzkrankheit, Belastungs-EKG und Thallium-Befunde. Dasselbe traf für alle hämodynamischen und Radionuklid-angiographischen Messungen vor Therapie zu.

Die Auswurffraktion fiel in Ruhe nach Acebutolol signifikant ab und blieb nach Nifedipin unverändert. Nach Kombinationsbehandlung lag sie immer noch unter dem Ausgangswert. Unter Belastung stieg die Auswurffraktion nach beiden Medikamenten leicht an, doch diese Verbesserung der globalen linksventrikulären Funktion wurde erst signifikant, wenn sie als Änderung über den Ruhe-Wert ($\Delta\%$ EF, Abb. 40) angegeben wurde. Klinisch gaben die Patienten eine deutliche Reduktion der Schwere ihrer Brustschmerzen nach beiden Medikamenten und nach Kombinationsbehandlung an: die subjektive Schmerzgradierung sank nach Acebutolol von $2{,}1 \pm 0{,}9$ auf $0{,}8 \pm 0{,}7$, nach Nifedipin von $2{,}0 \pm 0{,}8$ auf $0{,}6 \pm 0{,}8$ und nach Kombinations-Behandlung von $2{,}4 \pm 0{,}8$ auf $1{,}0 \pm 0{,}6$ ab.

Die szintigraphischen und hämodynamischen Veränderungen der akuten Betablocker- resp. Nifedipin-Therapie auf die linksventrikuläre Funktion bestätigen die Befunde, die in den vorangegangenen Kapiteln (5.3, S. 98; 5.4, S. 101) beschrieben worden sind. Durch die Kombination beider Medikamente kam es zu einer zusätzlichen Verbesserung der linksventrikulären Hämodynamik unter Belastung. Dieser Effekt manifestierte sich in einer günstigen Addition der Veränderungen von Herzfrequenz, systolischem Blutdruck und damit vom Doppelprodukt. Die negative Wirkung der akuten Betablockade auf kardialen Index, Auswurffraktion in Ruhe und Gefäßwiderstand wurde durch die Nifedipin-bedingte Vasodilatation aufgehoben. Da die Effekte beider Medikamente auf die Veränderung der Auswurffraktion unter Belastung sehr ähnlich ausfiel, schien diese globale Verbesserung relativ unabhängig von den hämodynamischen Mechanismen, welche die Herzarbeit vermindern, zustandezukommen. Damit zeigte diese Untersuchung, daß eine Ischämie-bedingte linksven-

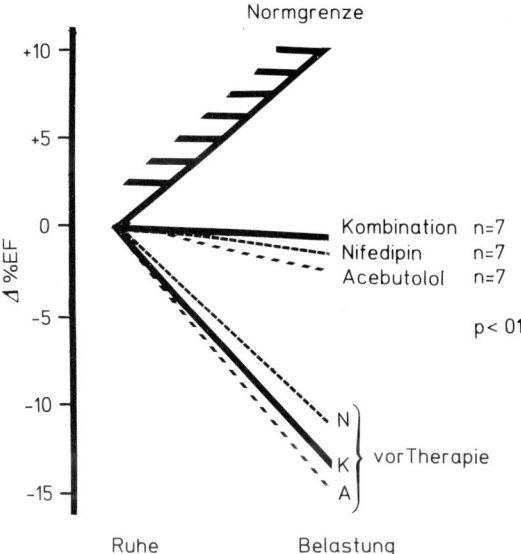

Abb. 40. Veränderung der Auswurffraktion ($\Delta\%$) unter Belastung gegenüber dem Ruhewert vor Therapie (Kontrolle) sowie nach Verabreichung von Acebutolol, Nifedipin resp. der Kombination beider Medikamente (vgl. Text)

trikuläre Dysfunktion bei Patienten mit stabiler Angina pectoris durch die Kombination eines Betablockers mit einem Calcium-Antagonisten weiter verbessert werden kann, hauptsächlich durch eine günstige additive Wirkung auf die linksventrikuläre Hämodynamik.

5.6 Aorto-koronare Bypass-Operation

5.6.1 Szintigraphische Funktionsstudien

Als weitere Behandlungsmöglichkeit der Angina pectoris bietet sich heute für medikamentös nicht genügend therapierbare Fälle die koronare Bypass-Chirurgie an. Die Brustschmerzen können dadurch in

70–80% der Fälle ganz und in weiteren 10–20% der Fälle teilweise zum Verschwinden gebracht werden. Dies wird allerdings auch in Zentren mit guten Operationserfolgen mit einer Operationsmortalität von 1–2% und einer perioperativen Infarktrate von 6–15% „erkauft". Das Operationsrisiko hängt dabei neben anderen Faktoren vor allem von der linksventrikulären Funktion ab. Die Ruhe-Pumpfunktion des Herzens wird aber durch den koronar-chirurgischen Eingriff nicht signifikant verändert. Uns interessierte nun, wie sich die linksventrikuläre Funktion unter Belastung nach der Operation im Vergleich mit präoperativen Werten verhält, da doch die Belastungs-induzierte Ischämie behoben sein sollte.

Wir untersuchten deshalb 20 Patienten mit schwerer koronarer Herzkrankheit und Therapie-refraktärer Angina pectoris präoperativ und durchschnittlich 3 Monate postoperativ [102]. Es wurde darauf geachtet, daß beide Belastungstests unter denselben Bedingungen durchgeführt wurden.

Resultate: Präoperativ klagten 18/20 Patienten während dem liegenden Belastungstest über Angina pectoris. Gleichzeitig fiel die globale Auswurffraktion von $57 \pm 7,8\%$ durchschnittlich um $8,1 \pm 5,7\,\Delta\%$ signifikant ab (Abb. 41). Drei Monate postoperativ waren die Werte in Ruhe unverändert (Auswurffraktion $56 \pm 6,9\%$). Unter Belastung verspürten nur noch zwei Patienten Angina pectoris und zeigten einen massiven Abfall der Auswurffraktion. In der ganzen Gruppe änderte sich die Auswurffraktion unter Belastung nicht mehr signifikant gegenüber den Ruhe-Werten (Änderung $+ 1,7 \pm 7,0\,\Delta\%$). Drei Patienten zeigten sogar einen Anstieg von $> 10\,\Delta\%$, also ein normales Verhalten. Keiner dieser 3 Patienten hatte prä- oder intraoperativ einen Myokardinfarkt erlitten.

Sehr ähnliche Resultate wurden inzwischen auch von anderen Autoren mitgeteilt. Offenbar verschwindet bei Patienten mit symptomatischer Verbesserung postoperativ meist auch die „ischämische Reaktion" der Auswurffraktion (Abfall) unter Belastung. Daß einige Patienten sogar ein normales Verhalten der Auswurffraktion unter Belastung erreichen können, wurde ebenfalls bestätigt. Dies betrifft praktisch nur Patienten ohne durchgemachten Myokardinfarkt und könnte damit in Zukunft die Indikations-Stellung zur operativen Therapie beeinflussen.

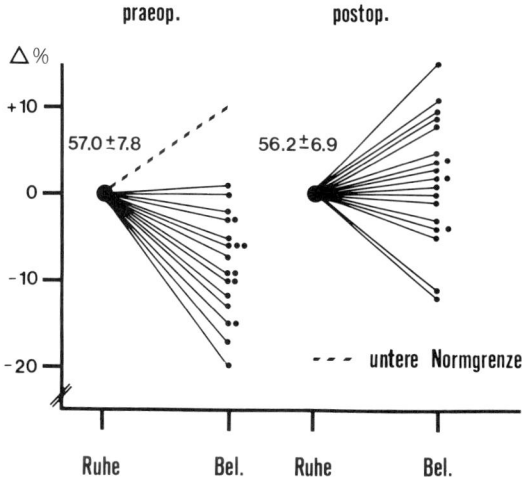

Abb. 41. Veränderung der Auswurffraktion (Δ%EF) vor der Operation und 3 Monate postoperativ bei 20 konsekutiven Patienten. Gestrichelt: untere Normgrenze. Während die Auswurffraktion präoperativ bei den meisten Patienten signifikant abgefallen war, war dies nach der Operation nur noch bei 2 Patienten der Fall; drei zeigten postoperativ wieder ein normales Verhalten ihrer Auswurffraktion unter Belastung

5.6.2 Beurteilung mit der Thallium-201-Szintigraphie

Die aortokoronare Bypass-Operation hat zum Ziel, die Durchblutung des Myokards in Ruhe und vor allem unter Belastung zu verbessern. Da von der subjektiven Symptomatik nur bedingt auf den effektiven Operationserfolg geschlossen werden kann, wurde schon bald damit begonnen, den Erfolg der Operation mit der Thallium-Szintigraphie zu überprüfen [86]. An relativ kleinen Patientengruppen wurde vorerst gezeigt, daß die Thallium-Szintigraphie auch postoperativ eine akzeptable Sensitivität und hohe Spezifität für den Nachweis resp. Ausschluß von signifikanten Koronar- oder Graft-Stenosen aufwies. Daß neben Belastungs-induzierten „ischämischen" Thallium-Defekten auch Bezirke mit neuen, persistierenden Ausfällen sehr stark auf einen Bypass-Verschluß hinweisen könnten, wurde in einer Studie mit intrakoronar injizierten radioaktiv markierten Partikeln angedeutet [46].

Bisher beruhten alle Studien auf einem mehr oder weniger ausgewählten Krankengut von wegen erneuten Schmerzen untersuchten Patienten. Nur in sehr wenigen Fällen war ein Vergleich mit früheren Thallium-Szintigrammen möglich. Deshalb führten wir eine prospektive Studie zu dieser Frage durch [79 a]. Eine konsekutive Serie von 55 Patienten, die einer koronar-chirurgischen Therapie unterzogen wurden, wurde eingeschlossen. Es handelte sich um 50 Männer und 5 Frauen mit einem durchschnittlichen Alter von 54,1 ± 8,4 Jahren. 53 Patienten klagten präoperativ über Angina pectoris und 26 hatten bereits einen Myokardinfarkt erlitten. Patienten mit gleichzeitigem Klappenersatz oder Aneurysmektomie wurden von der Studie ausgeschlossen. Das Studienprotokoll sah neben einer klinischen Untersuchung je eine Koronarographie und eine Thallium-Szintigraphie vor der Operation sowie 2 Wochen und 1 Jahr postoperativ vor. Wegen instabiler Angina pectoris hatten 14 Patienten präoperativ keine Thallium-Untersuchung. Postoperative Kontroll-Koronarogramme konnten nach 2 Wochen bei 3 Patienten wegen verzögerter Rekonvaleszenz und nach 1 Jahr bei 6 Patienten wegen fehlendem Einverständnis nicht durchgeführt werden; im übrigen war das Follow-up komplett.

Resultate: Vor der Operation wiesen alle 41 untersuchten Patienten Defekte bei der Thallium-Szintigraphie auf: bei 17 Patienten entsprach dies einer Ischämie, bei 4 einer Narbe und bei 20 sowohl einer Narbe als auch einer Ischämie. Es wurden total 154 Grafts oder 2,8 Grafts pro Patient eingesetzt. Durch die Operation verbesserte sich die Symptomatik bei allen Patienten, doch klagten nach 1 Jahr 11 Patienten (20%) erneut über Angina pectoris und 15 über atypische Brustschmerzen.

Bei 34 von 37 Patienten mit ischämischen Defekten bei der präoperativen Thallium-Szintigraphie war die Ischämie 2 Wochen nach der Operation nicht mehr nachweisbar. Von den 3 Patienten mit weiterbestehender Ischämie hatte einer einen verschlossenen Bypass, einer eine inkomplette Revaskularisation, während ein Szintigramm als falsch-positiv gewertet werden mußte. Zwei Patienten mit persistierenden Defekten präoperativ („Narbe") hatten postoperativ einen normalen Befund. Bei vier weiteren Patienten fand sich szintigraphisch nach der Operation eine neue Narbe, was in jedem Fall mit Bypass-Verschluß und perioperativem Infarkt einherging. Andererseits waren bei 32/34 Patienten (94%) ohne neue Perfusionsdefekte alle Grafts bei der früh postoperativen Kontrolle offen. Zusätzlich fanden sich in zwei Drittel der Fälle nach der Operation kleine persistierende Spitzendefekte, was auf die perioperative transapikale Entlüftung des linken Ventrikels zurückgeführt werden konnte.

Ein Jahr nach der Bypass-Operation fanden sich szintigraphisch bei 8 Patienten ischämische Defekte und bei 5 neue Narbenareale. Drei weitere Patienten wiesen sowohl ischämische wie neu vernarbte Segmente auf. Bei 8 von 11 Patienten mit szintigraphischer Ischämie und bei 6 von 8 mit neuer Narbe entsprach der Thallium-Befund einem Bypass-Verschluß. Der prädiktive Wert der Thallium-Szintigraphie für diesen Befund betrug damit 74%. Inkomplette Revaskularisation und Fortschreiten der koronaren Herzkrankheit bildeten weitere Ursachen für positive Thallium-Befunde. Andererseits wiesen nur 3 von 33 Patienten ohne neue szintigraphische Defekte einen verschlossenen Bypass auf, was in einem prädiktiven Wert einer negativen Thallium-Szintigraphie von 91% resultierte. Damit errechnete sich eine Sensitivität dieser Untersuchung für einen Bypass-Verschluß von 80%, eine Spezifität von 88% und eine Genauigkeit von 86%.

Tabelle 7 zeigt, daß die szintigraphischen Befunde auch wesentlich zur Differenzierung der postoperativen Symptomatik beitragen

Tabelle 7. Kombination von Symptomen mit Befunden der Thallium-Szintigraphie zur Diagnose von Bypass-Verschlüssen 1 Jahr postoperativ (n = 49)

		n	≥ 1 Bypass verschlossen
Angina pectoris	/TL +	*8*	*7/8 (88%)*
Angina pectoris	/TL −	3	1/3 (33%)
atyp. Schmerzen	/TL +	*4*	*3/4 (75%)*
atyp. Schmerzen	/TL −	11	1/11 (9%)
keine Beschwerden	/TL +	*5*	*2/5 (40%)*
keine Beschwerden	/TL −	18	1/18 (5%)

TL + = neue Defekte bei der Thallium-Szintigraphie gegenüber Voruntersuchungen („Ischämie" und/oder „neue Narbe")

konnten. Der wichtigste Befund betraf dabei Patienten mit atypischen Brustschmerzen, welche klinisch oft schwierig zu werten sind. Wiesen solche Patienten neue Defekte bei der Thallium-Szintigraphie auf, so fand sich in 75% ein Bypass-Verschluß, während ohne einen solchen szintigraphischen Befund in über 90% alle Grafts offen waren. Damit können Patienten mit atypischen Brustschmerzen trotz offenen Grafts identifiziert werden, die in Zukunft nicht weiter invasiv abgeklärt werden müssen. Zudem konnten zwei Drittel der verschlossenen Grafts szintigraphisch richtig lokalisiert werden.

Abb. 42 zeigt ein Beispiel eines Patienten mit einem erfreulichen Operationsresultat. Präoperativ bestand eine anteroapikale Ischämie, 1 Jahr nach der Operation war der szintigraphische und ventrikulographische Befund bei 3 offenen Grafts normal. Bei einem anderen Patienten war die Thallium-Szintigraphie früh-postoperativ ebenfalls normal, während nach 6 Monaten bereits wieder eine Ischämie zu erkennen war (Abb. 43). Bei der Kontroll-Koronarographie war der entsprechende Bypass verschlossen. In diesem Fall wäre die nicht-inva-

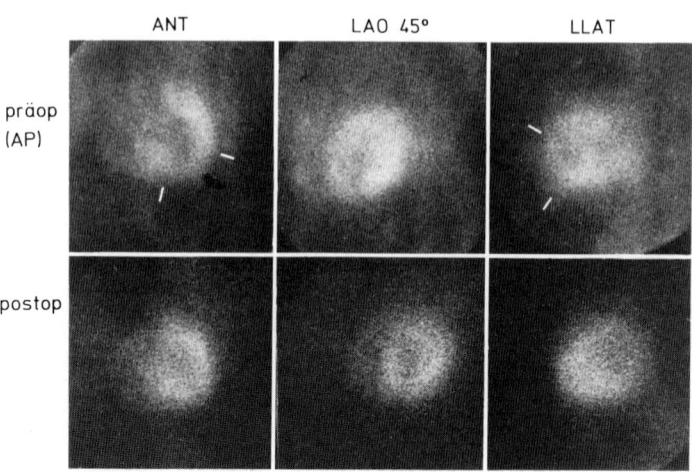

Abb. 42 a. Thallium-Szintigraphie bei einem Patienten (A. A., m., 55 j.) präoperativ (oben) und 1 Jahr nach aortokoronarer Bypass-Operation (unten), je sofort nach 150 Watt Belastung. Vor der Operation fand sich unter Angina pectoris (AP) eine anteroseptale und apikale Ischämie, die postoperativ bei asymptomatischem Patienten nicht mehr nachweisbar war

Diastole   Systole

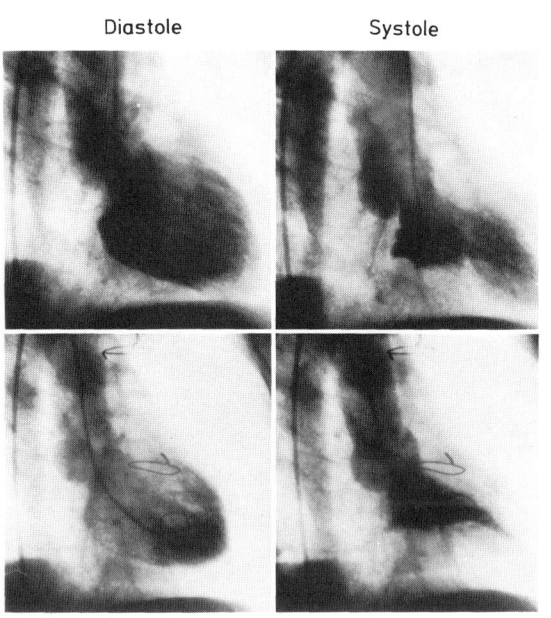

präop.
EF .58
LVEDP 45mmHg

postop.
EF .74
LVEDP 26mmHg

3Bypasses

RCA   LAD+1.DIAG.

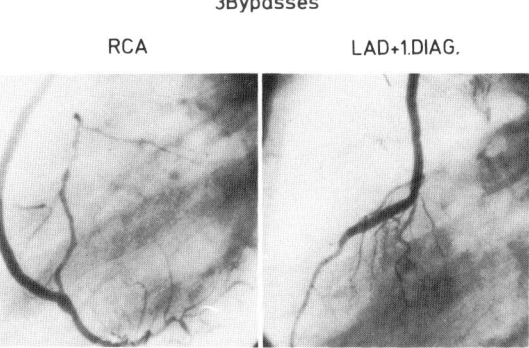

Abb.42b. Kontrastmittel-Ventrikulographie unter Belastung (75 Watt liegend) bei demselben Patienten wie in Abb.42a. Vor der Operation zeigte sich eine Belastungs-induzierte Vorderwand-Spitzen-Dyskinesie, die postoperativ nicht mehr nachweisbar war. Zu diesem Zeitpunkt waren auch alle 3 Grafts offen. RCA = rechte Koronararterie, LAD = Ramus interventricularis anterior, 1. DIAG = erster Diagonalast, LVEDP = linksventrikulärer Füllungsdruck

113

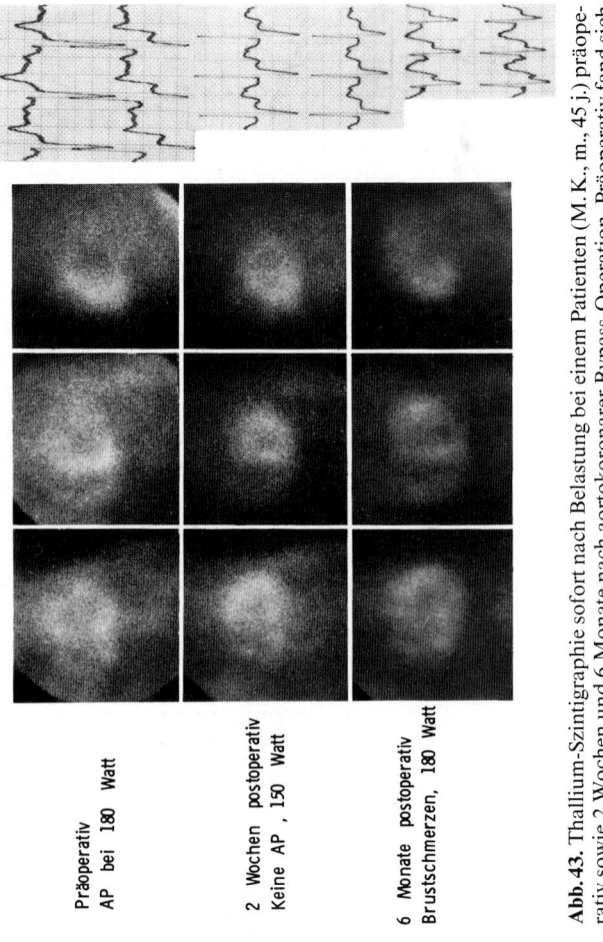

Präoperativ
AP bei 180 Watt

2 Wochen postoperativ
Keine AP , 150 Watt

6 Monate postoperativ
Brustschmerzen, 180 Watt

Abb. 43. Thallium-Szintigraphie sofort nach Belastung bei einem Patienten (M. K., m., 45 j.) präoperativ sowie 2 Wochen und 6 Monate nach aortokoronarer Bypass-Operation. Präoperativ fand sich eine Ischämie inferolateral, die frühpostoperativ nicht mehr vorhanden war. Nach 6 Monaten bei erneuten Brustschmerzen erneute Ischämie inferolateral: die Kontrollkoronarographie bestätigte den Verschluß des Grafts zur rechten Koronararterie

sive Diagnose des Bypass-Verschlusses schwierig gewesen, wenn nicht ein normaler szintigraphischer Befund früh-postoperativ vorhanden gewesen wäre. Schließlich zeigte diese Studie, daß neben der symptomatischen Verbesserung nach der Bypass-Operation auch die körperliche Leistungsfähigkeit deutlich zunahm ($p < 0.005$). Bei Patienten mit neuen Perfusionsdefekten postoperativ sank die Leistungsfähigkeit aber wieder signifikant ab.

Diese Untersuchung ließ einige interessante Folgerungen zu. Durch die Bypass-Operation kann in einem großen Prozentsatz von Patienten nicht nur die subjektive Schmerzsymptomatik, sondern auch die objektiv nachweisbare Belastungs-induzierte Ischämie effektiv und anhaltend behoben werden. Ferner kann die Graft-Patency mit der Thallium-Szintigraphie ziemlich genau nicht-invasiv erfaßt werden, speziell wenn auch prä und vor allem früh-postoperative Untersuchungen als „Ausgangswerte" vorliegen. Aus der Lokalisation der neuen szintigraphischen Ausfälle kann mit akzeptabler Genauigkeit vorausgesagt werden, welche Grafts verschlossen sind. Die Thallium-Szintigraphie scheint auch nützlich zur Ausscheidung jener postoperativen Patienten, bei denen trotz atypischer Brustschmerzen mit großer Wahrscheinlichkeit offene Grafts gefunden werden. Damit liefert die Thallium-Szintigraphie sehr wichtige Informationen zur nicht-invasiven Beurteilung von Patienten nach aortokoronarer Bypass-Operation.

6. Indikationen zur nuklearmedizinischen Herzdiagnostik

6.1 Zur Aussagekraft nicht-invasiver Tests

Die diagnostische Aussagekraft eines nicht-invasiven Tests zum Nachweis resp. Ausschluß einer koronaren Herzkrankheit hängt nicht nur von der Sensitivität und der Spezifität des Tests ab, sondern wird maßgeblich von der „pretest probability of disease" bestimmt, d.h. von der Wahrscheinlichkeit des Vorhandenseins der Krankheit, wie sie schon vor Durchführung des Tests bekannt ist (Definitionen vgl. Anhang). Dieser von Bayes ganz allgemein für einen „nicht perfekten" Test aufgestellte Grundsatz hat bei der Interpretation von nicht-invasiven Untersuchungs-Resultaten eine sehr große Bedeutung. Zur Veranschaulichung dieses Konzepts sind in Tabelle 8 drei theoretische Gruppen von Patienten mit unterschiedlicher Wahrscheinlichkeit des Vorliegens einer koronaren Herzkrankheit (Prävalenz) dargestellt. Es wird angenommen, daß die Sensitivität des durchzuführenden Tests 80%, die Spezifität 90% betrage. Findet sich ein positives Testresultat bei einer Krankheits-Wahrscheinlichkeit von 90%, (z.B. bei einem 50-jährigen Patienten mit Angina pectoris), so errechnet sich ein prädiktiver Wert von 99%. Dasselbe positive Testergebnis führt bei einer Krankheits-Wahrscheinlichkeit von 5% (z.B. bei einem 50-jährigen asymptomatischen Patienten) zu einem prädiktiven Wert von lediglich 30%. Umgekehrt liegt der prädiktive Wert eines negativen Testresultates bei Patienten mit geringer Krankheits-Prävalenz sehr hoch (99%), hingegen bei hoher Prävalenz lediglich bei 33%. Dies bedeutet, daß ein negatives Test-Ergebnis in einer Patienten-Population, bei der schon vor dem Test mit großer Wahrscheinlichkeit eine koronare Herzkrankheit besteht, nur eine geringe

Tabelle 8. Praediktiver Wert eines nicht-invasiven Tests bei 3 Patientengruppen mit unterschiedlicher CHK-Wahrscheinlichkeit (Sensitivität des Tests 80%, Spezifität 90%)

	total	Patienten mit pos. Test	Patienten mit neg. Test
CHK-Wahrsch. 90%			
CHK vorhanden	900	720	180
keine CHK	100	10	90
total	1000	730	270
prädiktiver Wert		$\frac{720}{730} = 99\%$	$\frac{90}{270} = 33\%$
CHK-Wahrsch. 50%			
CHK vorhanden	500	400	100
keine CHK	500	50	450
total	1000	450	550
prädiktiver Wert		$\frac{400}{450} = 89\%$	$\frac{450}{550} = 82\%$
CHK-Wahrsch. 5%			
CHK vorhanden	50	40	10
keine CHK	950	95	855
total	1000	135	865
prädiktiver Wert		$\frac{40}{135} = 30\%$	$\frac{855}{865} = 99\%$

Aussagekraft hat, während ihm bei Patienten mit niedriger Krankheits-Prävalenz eine hohe Aussagekraft zukommt und umgekehrt. Zudem ergibt sich, daß der diagnostische Nutzen des angenommenen Tests bei Patienten mit einer mittleren Krankheits-Prävalenz von 50% (z. B. 50-jährige Männer mit atypischen Brustschmerzen) am größten ist: der prädiktive Wert beträgt hier für ein positives Resultat 82% und für ein negatives Ergebnis 89%.

Diese theoretischen Überlegungen werden durch unsere eigenen Daten der Thallium-Szintigraphie, bei denen wir die Patienten aufgrund der Anamnese in drei Gruppen aufgeteilt haben, sehr schön belegt (vgl. 3.2.1, S. 55). Bei Patienten mit atypischen Brustschmerzen war die diagnostische Hilfe der nicht-invasiven Untersuchung viel größer als bei Patienten mit Angina pectoris, während bei Status nach Infarkt szintigraphisch kaum etwas zur Diagnose beigetragen werden konnte. In ähnlicher Weise konnten die sehr unterschiedlichen Befunde von elektrokardiographischen Studien zur Diagnostik der koronaren Herzkrankheit unter Berücksichtigung der Krankheits-Prävalenz der untersuchten Populationen sinnvoll interpretiert werden [27, 28].

Damit sollte die Krankheits-Prävalenz vor dem Test („pretest probability of disease") bei jedem Patienten abgeschätzt werden. Diamond und Forrester haben kürzlich eine quantitative Analyse von Faktoren durchgeführt, welche die Wahrscheinlichkeit des Vorliegens einer koronaren Herzkrankheit bestimmen [23]. Aufgrund ihrer sehr wichtigen Arbeit konnte das koronare Risiko in Relation zu den drei wichtigsten Determinanten Alter, Geschlecht und Symptomatik gesetzt werden. Abb. 44 stellt diese Beziehungen graphisch dar, womit für jeden Patienten die Krankheits-Prävalenz abgeschätzt werden kann. Diese Prävalenz-Werte können zur Berechnung des prädiktiven Wertes eines vorgesehenen nicht-invasiven Tests benutzt werden (wie in Tabelle 8). Der diagnostische Nutzen solcher Tests kann damit für jeden Patienten individuell bestimmt werden. Epstein hat in einer Übersichtsarbeit die enormen Implikationen einer solchen Analyse in Detail diskutiert [27]. Daneben spielen auch die übrigen bekannten koronaren Risikofaktoren eine wichtige Rolle, indem bei ihrem Vorhandensein die entsprechenden Kurven in Abb. 44 nach rechts verschoben werden.

Aufgrund solcher Angaben kann auch die Wahrscheinlichkeit berechnet werden, mit der nach Vorliegen eines gegebenen Testresultates eine koronare Herzkrankheit besteht („posttest probability of disease") [27]. Es zeigt sich, daß durch die Kombination von verschiedenen, nicht-invasiven Tests die „posttest probability" deutlich erhöht werden kann. Dies trifft allerdings nur zu, wenn die verschiedenen Tests völlig unabhängig voneinander sind wie z. B. EKG, Thallium-Szintigraphie und Radionuklid-Ventrikulographie. Eine solche Kombination ist aber nur bei Patienten mit mittlerer Krankheits-Prävalenz sinnvoll, da der zusätzlich diagnostische Nutzen von mehreren Tests bei Patienten mit hoher Krankheits-Wahrscheinlichkeit sehr gering ist (vgl. Tabelle 8) und kombinierte Screening-Untersuchungen bei asymptomatischen Patienten außer unverantwortlich hohen Kosten kaum klinisch bedeutende Resultate liefern dürften. Die hier aufgeführten Wahrscheinlichkeits-Berechnungen gehen da-

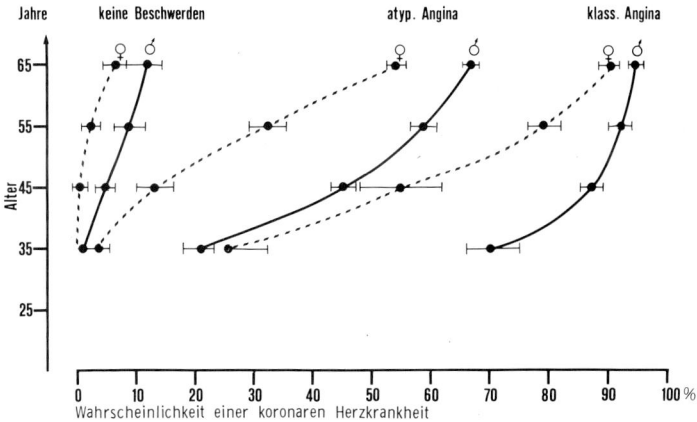

Abb. 44. Risiko des Vorliegens einer koronaren Herzkrankheit in Abhängigkeit von Alter, Geschlecht und Symptomatik. (Nach Diamond u. Forrester [23])

von aus, daß Sensitivität und Spezifität eines Tests für symptomatische und asymptomatische Patienten gleich sind, was möglicherweise nicht ganz stimmt [27, 114]. Ferner dürfte auch die Ausdehnung der koronaren Herzkrankheit, d.h. die Anzahl der betroffenen Gefäße, die Sensitivität eines nicht-invasiven Tests mitbestimmen, wie dies für EKG und Thallium-Szintigraphie beschrieben worden ist. Dennoch ist die Abschätzung der Wahrscheinlichkeit, mit der eine koronare Herzkrankheit vor irgendwelchen diagnostischen Tests besteht, sehr wichtig zur optimalen Indikations-Stellung in jedem einzelnen Patienten und zeigt an, wo sinnvollerweise auch mehrere Tests kombiniert werden sollen. Unter diesen Gesichtspunkten sind die Indikationen zu den nuklearmedizinischen Herzuntersuchungen zu betrachten, welche in den folgenden Abschnitten beschrieben werden.

Aufgrund der bisher vorliegenden Erfahrungen und der beschriebenen Studien ergeben sich eine Reihe von Indikationen zur nuklearmedizinischen Herzdiagnostik, die durch mehrere Publikationen erhärtet worden sind. Daneben werden im Folgenden auch Indikationen aufgeführt, deren Bestätigung durch größere Arbeiten noch ausstehen; sie sind durch einen Stern [*] gekennzeichnet. Bezüglich Genauigkeit der Aussage, Reproduzierbarkeit der Messungen und Variabilität der Auswertung wird auf die speziellen Kapitel resp. die Literatur verwiesen. Ferner sei auf Kapitel 7.2, S. 129 „Neue Techniken und Anwendungen" hingewiesen.

6.2 Indikationen zur Radionuklid-Ventrikulographie

Beurteilung der globalen und regionalen Pumpfunktion des linken und/oder rechten Ventrikels in Ruhe und der Funktionsreserve unter Belastung

1. bei Verdacht auf koronare Herzkrankheit:
   a) zum Nachweis der Normalität (normale Funktion in Ruhe und unter Belastung)
   b) zum Nachweis von Aneurysmata (global und vor allem regional abnorme Funktion in Ruhe)
   c) zum Nachweis einer Myokardischämie (signifikanter Abfall der globalen und regionalen Auswurffraktion unter Belastung)
2. bei bekannter koronarer Herzkrankheit:
   a) zur Beurteilung der funktionellen Signifikanz einer Koronarstenose (Veränderung der globalen und vor allem regionalen Auswurffraktion unter Belastung)
   b) zur Beurteilung und Kontrolle eines Therapie-Effektes auf die linksventrikuläre Funktion (in Ruhe und unter Belastung)
   c) zur Abschätzung der Prognose nach frischem Myokardinfarkt [* 7, 90].
3. bei nicht-koronarer Herzkrankheit:
   a) zur Beurteilung der linksventrikulären Funktion bei Aortenvitien [* 14]
   b) zur Beurteilung der Regurgitationsfraktion bei Aorten- und Mitralinsuffizienzen (* vgl. 7.2.3, S. 131)
   c) zur Diagnostik der Kardiomyopathien (* vgl. 4.3.1, S. 82)
4. Bestimmung der Volumina beider Herzkammern (vgl. 2.1.6, S. 20). Ferner gibt es weitere Indikationen, die ausschließlich für die First Pass Radionuklid-Angiographie gelten.
5. Bestimmung von intrakardialen Shunts [2].
6. Bestimmung von pulmonalen Transitzeiten [42].

6.3 Indikationen zur Thallium-Szintigraphie

1. Diagnose/Ausschluß einer koronaren Herzkrankheit bei atypischen Brustschmerzen, nicht diagnostischem EKG (Ruhe ST-T-Veränderungen, Digitaliszeichen, Linksschenkelblock, etc.), Hinweisen auf falsch-positives Belastungs-EKG.
2. Beurteilung der Signifikanz von Koronarstenosen zur Abschätzung der Ausdehnung einer Ischämie und zur präoperativen Beurteilung der Vitalität des Myokards.
3. Nach aortokoronarer Bypass-Operation zur Kontrolle der Graft-Funktion.
4. Diagnose/Ausschluß einer begleitenden koronaren Herzkrankheit bei Aortenvitien, Mitralklappenprolaps, etc.
5. Diagnose eines akuten Myokardinfarktes (* vgl. 3.2.5, S. 62) [12, 97, 111].
6. Abschätzung der Prognose nach Myokardinfarkt (Nachweis von persistierenden ischämischen Arealen; (*, 108]).

6.4 Schema zur Abklärung einer koronaren Herzkrankheit

Aufgrund unserer Erfahrung mit den nuklearmedizinischen Methoden zur Herzdiagnostik und den Überlegungen der Krankheits-Prävalenz haben wir kürzlich ein neues Abklärungsschema für Patienten mit Verdacht auf eine koronare Herzkrankheit unter Einbezug aller nicht-invasiven Untersuchungsmethoden vorgeschlagen (Abb. 45). Dabei wird die Krankheits-Wahrscheinlichkeit ganz generell und die Anamnese im speziellen den Abklärungsgang maßgeblich beeinflussen (vgl. 6.1, S. 116).
Bestehen *keine Symptome,* so kommt als Screening-Untersuchung sicher das Belastungs-EKG an erster Stelle. Es ist die einfachste, billigste und am weitesten verbreitete nicht-invasive Methode, die zwar gerade bei fehlender oder atypischer Symptomatik eine nur relativ geringe Treffsicherheit in der Diagnostik der koronaren Herzkrankheit aufweist. Bei positiven Befunden können die szintigraphischen Me-

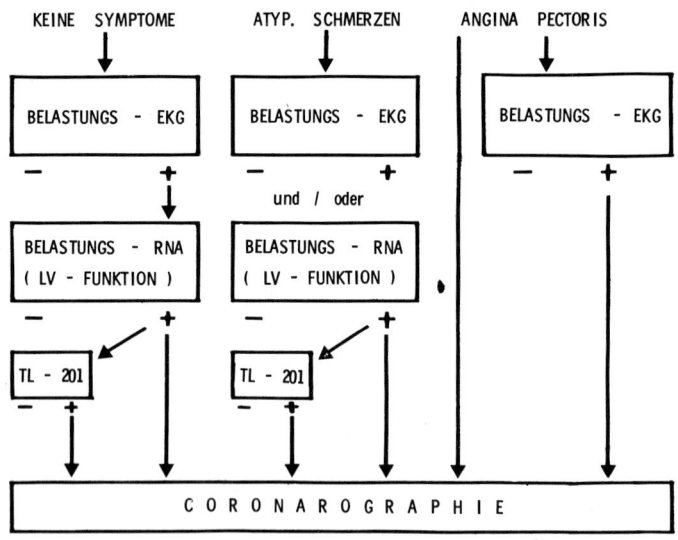

Abb. 45. Schema zur Abklärung einer koronaren Herzkrankheit unter Einbezug aller nicht-invasiven und invasiven Untersuchungs-Methoden. Zur Erklärung vgl. Text. RNA = Radionuklid-Angiographie, TL-201 = Thallium-201 Szintigraphie

thoden eingesetzt werden, obwohl als erste Untersuchung entsprechend der höheren Sensitivität und der geringeren Kosten der Radionuklid-Ventrikulographie der Vorzug gegeben werden sollte. Bei abnormer Funktion unter Belastung kann eine koronare Herzkrankheit durch die Thallium-Szintigraphie bestätigt resp. der Verdacht auf eine Kardiomyopathie bestärkt werden. Bei *atypischen Beschwerden* soll als erster Schritt wieder das Belastungs-EKG und/oder gerade die Belastungs-Funktions-Untersuchung durchgeführt werden. Danach kann wiederum eine Perfusions-Szintigraphie zur weiteren Klärung der Diagnose eingesetzt werden. Bei medikamentös nicht beherrschbarer *Angina pectoris* soll als präoperative Untersuchung direkt eine Koronarographie durchgeführt werden. In einzelnen Fällen wie z. B. bei nicht ganz typischer Symptomatik oder zur Objektivierung der Schmerzschwelle wird noch ein positives Belastungs-EKG verlangt werden müssen, um die Indikation zur aortokoronaren Bypass-Operation zu bestätigen.

Bei *koronarographisch gesicherter Diagnose* können die nuklearmedizinischen Untersuchungen wichtige zusätzliche Informationen zur Beurteilung der Signifikanz der Koronarstenosen liefern. Weist die Thallium-Szintigraphie in einem Gebiet, das von einer stenosierten Koronararterie versorgt wird, einen reversiblen (ischämischen) Aktivitätsdefekt auf, so handelt es sich um funktionstüchtiges, aber gefährdetes Myokard. Hier kann der Herzmuskel durch eine Bypass-Operation evtl. „gerettet" werden. Findet sich hinter derselben Stenose aber szintigraphisch ein Narbenareal, dann sind die Aussichten für eine erfolgreiche Bypass-Operation in diesem Gebiet eingeschränkt. Ähnlich deutet ein Abfallen der globalen und vor allem der regionalen Auswurffraktion unter Belastung auf eine Ischämie und damit auf funktionell gefährdetes Myokard hin, während sich die linksventrikuläre Funktion bei alleinigem Vorliegen von Narbenbezirken nicht signifikant ändert.

6.5 Prognostische Implikationen

Unter den Indikationen zu den szintigraphischen Herzuntersuchungen sind solche zur Bestimmung der Prognose nach Myokardinfarkt aufgeführt (vgl. 6.2, S. 120; 6.3, S. 121). Da diese Methoden aber erst seit wenigen Jahren klinisch angewandt werden, bestehen nur spärliche Arbeiten zu prognostischen Fragestellungen. Dennoch scheinen gerade sie in der Klinik sehr wichtig und die szintigraphischen Untersuchungen zu deren Beantwortung vielversprechend. Können z. B. auf nicht-invasivem Wege Patienten frühzeitig erfaßt werden, die nach durchgemachtem Myokardinfarkt ein hohes Risiko für ein erneutes koronares Ereignis (Re-Infarkt, Tod) tragen? Können Patienten identifiziert werden, die nach Infarkt mit großer Wahrscheinlichkeit von einer aortokoronaren Bypass-Operation profitieren können? Können andererseits Patientengruppen definiert werden, für die eine operative Therapie mit einem unverantwortlich hohen Risiko verbunden ist und sich damit invasive Untersuchungen nicht rechtfertigen? Oder aber solche, deren Prognose trotz durchgemachtem Infarkt sehr günstig lauten dürfte? Im Folgenden sollen die bisherigen Untersuchungen kurz zusammengefaßt werden.

6.5.1 Funktion

In einer Studie bei 102 Patienten bestimmten Battler und Mitarbeiter die linksventrikuläre Auswurffraktion in den ersten ein bis vier Tagen nach frischem Myokardinfarkt [7]. Sie lag bei 71 Patienten unter 52%. Im ersten Jahr nach Infarkt zeigten 50% dieser Patienten Zeichen einer manifesten Herzinsuffizienz gegenüber 15% mit initial normaler Auswurffraktion. Die Mortalität war in den ersten 30 Tagen in beiden Gruppen ähnlich, während sie nach einem Jahr bei den Patienten mit anfänglich abnormer linksventrikulärer Funktion 2,4 mal höher lag. Diese Gruppenunterschiede fielen allerdings nur signifikant aus, wenn die initiale Auswurffraktion in Relation zur klinischen Herzinsuffizienz und zum Herztod gemeinsam gesetzt wurde.

In einer anderen Untersuchung fanden Shah und Mitarbeiter bei 56 Patienten, daß eine Erniedrigung der Auswurffraktion auf $< 30\%$ innerhalb der ersten 24 Std nach dem Schmerzereignis mit einer erhöhten Spital-Mortalität verbunden war [90]. Dies war nur bei Patienten mit Infarkt-Beteiligung der Vorderwand der Fall, während die linksventrikuläre Funktion bei alleiniger Infarzierung der Herzunterwand kaum erniedrigt war.

Aufgrund dieser und ähnlicher Arbeiten können zumindest deutliche Hinweise auf die prognostische Bedeutung einer erniedrigten linksventrikulären Funktion nach frischem Myokardinfarkt für eine erhöhte Mortalität und Herzinsuffizienz-Morbidität gefunden werden. Weitere Studien an größeren, unausgewählten Patientenpopulationen sind aber unbedingt notwendig, damit dazu verläßliche Aussagen gemacht werden können.

6.5.2 Perfusion

Silverman und Mitarbeiter haben untersucht, ob die Ausdehnung eines Perfusionsdefektes bei der Thallium-Szintigraphie, wie sie in den ersten 15 Std nach akutem Infarkt gefunden wird, eine prognostische Aussage zulasse [92]. Die initial 42 Patienten wurden vor Spitalentlassung sowie nach 6 und 9 Monaten klinisch nachkontrolliert. Dreizehn Patienten wiesen einen großen Ausfall bei der Thallium-Szintigraphie entsprechend ca. 40% der linksventrikulären Aktivität auf; ihre

Mortalität betrug 46% im Spital, 62% nach 6 Monaten und 92% nach neun Monaten. Demgegenüber lauteten die entsprechenden Mortalitätswerte der übrigen 29 Patienten mit szintigraphisch kleineren Ausfällen 3%, 7% und 7% (p je < 0.001). In einer Multivarianz-Analyse erwies sich die Thallium-Szintigraphie den klinischen Parametern (Anamnese, Lokalisation des Infarktes, maximale CPK-Werte, Herzinsuffizienzzeichen) bezüglich prognostischer Aussage überlegen.

Auf eine andere Art versuchten Turner und Mitarbeiter die prognostische Bedeutung von Belastungs-induzierten Perfusionsdefekten nach Myokardinfarkt zu eruieren [108]. Sie untersuchten, wie genau damit myokardiale „Risiko-Segmente" identifiziert werden können. „Risiko-Segmente" definierten sie als ventrikulographisch sich normal oder nur gering abnorm kontrahierende Wandbezirke, die von einer > 75% stenosierten Koronararterie versorgt werden. Elektrokardiographisch konnten 11/18 Patienten (61%) mit solchen „Risiko-Segmenten" richtig erfaßt werden, mit der Thallium-Szintigraphie 12/18 Patienten (67%) und kombiniert 15/18 Patienten (83%). Aufgrund dieser interessanten Analyse schlossen die Autoren, daß durch einen kombinierten nicht-invasiven Belastungstest Patienten mit „Risiko-Segmenten", d. h. mit einem größeren Risiko für ein erneutes koronares Ereignis, annehmbar gut identifiziert werden können. Damit scheinen auch der Thallium-Szintigraphie gewisse prognostische Implikationen zuzukommen. Auf der anderen Seite war es mit dieser Methode nicht möglich, Patienten mit einer Hauptstammstenose oder einer koronaren 3-Ast-Erkrankung, die von einem rein prognostischen koronar-chirurgischen Eingriff profitieren können, mit genügender Sicherheit zu identifizieren [22, 25, 48]. Die Thallium-Szintigraphie war bei dieser Frage zwar genügend sensitiv, nicht aber genug spezifisch. Dies hängt vor allem damit zusammen, daß mit der Thallium-201 Aufnahme nicht die absolute, sondern nur die relative Myokard-Perfusion beurteilt werden kann (vgl. 2.2.2, S. 30 u. 3.2.2, S. 57).

7. Schlußbetrachtungen

7.1 Invasive vs nicht-invasive Untersuchungen

Bei der Beschreibung der Indikationen und vor allem auch beim Schema zur Abklärung eines Patienten mit Verdacht auf koronare Herzkrankheit wurde versucht, die Stellung der nuklearmedizinischen Verfahren sinnvoll in den Rahmen der übrigen diagnostischen Untersuchungen der Kardiologie einzuordnen. Aus den präsentierten Studien geht hervor, daß diese nicht-invasiven Tests verschiedene Informationen liefern, d.h. daß damit verschiedene Parameter resp. Folgen der koronaren Herzkrankheit erfaßt werden können (Perfusion, Funktion; elektrische Veränderungen mit dem EKG). Da sich diese Informationen auch nur zum Teil mit jenen decken, welche durch die Herzkatheter-Untersuchungen erzielt werden, ist es wahrscheinlich, daß sich die verschiedenen Methoden nicht einfach ersetzen werden. Sicher werden die nicht-invasiven Verfahren bei etlichen Patienten eine Katheter-Untersuchung überflüssig machen können (vgl. 4.1.3, S. 75), mindestens ebenso wichtig scheint aber die Erweiterung und Vertiefung des Verständnisses jedes Krankheitsfalles, wie sie durch die neuen Gesichtspunkte dieser Methoden erreicht werden können. (vgl. z. B. 3.2.3, S. 59).

In einem solchermaßen gesamtheitlichen Konzept, wie es im vorgeschlagenen Abklärungsschema zum Ausdruck kommt, spielen aber nicht nur Indikationen, Sensitivität, Spezifität und prädiktiver Wert der einzelnen Methoden eine Rolle, sondern es müssen auch praktische Aspekte, wie Aufwand, Kosten und Risiko gegeneinander abgewogen werden. Im Folgenden sollen diese Faktoren kurz kritisch betrachtet werden, wohl wissend, daß gerade sie mit dem enormen Fortschritt von Technik und Wissenschaft sehr raschen Änderungen unterliegen können.

7.1.1 Aufwand

Im Kapitel über die Methodik wurde auf die benötigten Apparate und Radiodiagnostika hingewiesen. Eine Gamma-Kamera steht heute in jeder nuklearmedizinischen Abteilung zur Verfügung, so daß für die Thallium-Szintigraphie im Prinzip keine weiteren Anschaffungen notwendig sind. Zur Quantifizierung dieser Bilder und zur Auswertung von Radionuklidangiographischen Studien wird zusätzlich ein Computer-System benötigt. Es sind heute eine große Zahl solcher Systeme auf dem Markt erhältlich, die vom großen polyvalenten Computer bis zum kleinen, auf Herzstudien ausgerichteten „Rechner" reichen. Wichtig sind dabei nicht nur Hardware und Kapazität, sondern auch die verfügbaren Software-Programme, es sei denn, ein eigener Programmierer stehe zur Verfügung. Auch so bleibt der apparative Aufwand deutlich unter demjenigen einer Herzkatheter-Einheit mit der Möglichkeit zu Koronarographie und Ventrikulographie.

7.1.2 Kosten

Neben den apparativen Anschaffungen spielen die Kosten für jede Untersuchung eine große Rolle. Prinzipiell werden die szintigraphischen Untersuchungen ambulant durchgeführt, während für eine Herzkatheteruntersuchung mit arterieller Punktion in den meisten Zentren zumindest eine eintägige Hospitalisation notwendig ist. Die Materialkosten für die szintigraphischen Untersuchungen sind nicht gering: die Kosten von 2 mCi Thallium-201 betragen heute ca. Fr. 150,–, diejenigen für 20 mCi Technetium-99m ca. Fr. 10,–, wobei hier noch die Trägersubstanz zu ca. Fr. 30,– bis Fr. 50,– pro Untersuchung hinzukommt (Preise z.T. abhängig von der Anzahl durchgeführter Untersuchungen). Zusätzlich wird meist auch ein Belastungs-EKG durchgeführt und berechnet. Die Amortisation der Apparate dürfte für die szintigraphischen Untersuchungen unter jenen für die

invasiven Methoden liegen. Insgesamt bleiben die Kosten für die nuklearmedizinischen Untersuchungen auch deshalb beträchtlich tiefer
als diejenigen für eine Linksherzkatheter-Untersuchung, da der per-
sonelle Aufwand kleiner ist.

7.1.3 Risiko

Beim Risiko gilt es, die Strahlenbelastung einerseits, die möglichen
Gefahren der injizierten Substanzen und des Belastungstests andererseits, abzuschätzen. Das Risiko des Symptom-limitierten Belastungstests ist gering (vgl. 2.3, S. 35); es macht aber gewisse Vorsichtsmaßnahmen notwendig (Überwachung, Defibrillator, Notfallmedikamente). Die Radiodiagnostika selbst werden in so kleinen Mengen injiziert, daß sie auch in Überdosierung keine pharmakologischen Wir-
kungen erzielen. Hingegen ist die Strahlenbelastung nicht ganz zu
vernachlässigen. Die Gonadendosis beträgt bei einer Thallium-Szintigraphie ungefähr gleichviel wie bei 2 Röntgenaufnahmen der lum-
balen Wirbelsäule, während sie bei einer Radionuklid-Ventrikulographie mit 20 mCi Technetium-99m nur halb so groß ist. Diese Werte
liegen in der gleichen Größenordnung wie die jährliche Belastung aus
natürlichen Strahlenquellen (WHO Risiko-Kategorie 2) und sind damit so klein, daß auch wiederholte szintigraphische Untersuchungen
verantwortet werden können; sie weisen aber auf die Notwenigkeit
einer sorgfältigen Indikation hin.
Im Vergleich dazu ist das Risiko einer Herzkatheter-Untersuchung
auch in geübten Händen sicher größer, setzt es sich doch aus lokalen
(arterielle Punktion), wie aus kardialen Komplikationen (Rhythmusstörungen, Infarkte, Kontrastmittel-Nebenwirkungen) zusammen.
Auch die Strahlenbelastung, vor allem die Oberflächendosis im Zen-
tralstrahl, kann hier bedeutend sein.

7.1.4 Einsatz

Diese Überlegungen zeigen, daß die nicht-invasiven nuklearmedizinischen Verfahren heute einen festen Platz in der Diagnostik der koronaren Herzkrankheit einnehmen können. Dabei werden sie die Ko-

ronarographie aber nicht verdrängen, da z. B. nur mit dieser Untersuchung die koronarsklerotischen Veränderungen genügend genau dargestellt werden können, daß koronar-chirurgische Eingriffe möglich sind. Da die Koronarographie eine direkte Darstellung der normalen und pathologischen Anatomie der Herzkranzgefäße erlaubt, sind für sie im Prinzip auch keine Wahrscheinlichkeits-Berechnungen notwendig, wie sie im Kapitel V A diskutiert wurden. So muß der Einsatz der verschiedenen invasiven und nicht-invasiven Methoden gegeneinander abgewogen werden. Je nach Fragestellung, Krankheits-Prävalenz und praktischen Erwägungen kann dann in jedem einzelnen Fall der Einsatz der richtigen Abklärungsuntersuchung(en) geplant werden, wie das z. B. mit dem Abklärungsschema (6.4, S. 121) angedeutet wird.

7.2 Neue Techniken und Anwendungen

Die zukünftige Bedeutung der nuklearmedizinischen Herzdiagnostik wird von einer noch größeren, praktischen Erfahrung und noch genaueren Definition ihrer Möglichkeiten und Grenzen im Vergleich mit anderen nicht-invasiven Methoden einerseits sowie von neuen Entwicklungen auf dem Gebiet der Aufnahme-Geräte und der Radiodiagnostika andererseits abhängen. Im Folgenden sollen einige dieser neueren Techniken und Anwendungsmöglichkeiten aufgeführt werden, die vielleicht schon in kurzer Zeit zur Routine werden könnten.

7.2.1 Tomographische Untersuchungen

Für die Thallium-Szintigraphie sind tomographische Verfahren in verschiedenen Zentren schon seit einiger Zeit Routine- oder zumindest Zusatz-Untersuchungen, wobei neben der 7-Pinhole-Technik (vgl. 2.2.1, S. 27) [110], eine rotierende Gamma-Kamera verwendet wird [118]. Neuerdings wurden solche Verfahren auch auf die Radionuklid-Ventrikulographie angewendet, wobei theoretisch Rekonstruktionen in verschiedenen Projektionen möglich werden sollten. Somit könnten Wandbewegungsstörungen des linken Ventrikels in Gebieten zutage treten, welche bei konventioneller Szintigraphie durch Überlagerung verdeckt sind.

Eine weitere Art von tomographischen Untersuchungsverfahren beruht auf der Verwendung von Positronen emittierenden Isotopen („positron emission transaxial tomography"). Die physikalischen Prinzipien wurden mehrfach beschrieben [96, 106], wobei verschiedene Systeme von einander gegenüberliegenden Detektoren (einzeln, in Serie oder ringförmig angeordnet) verwendet werden. Experimentelle Untersuchungen zeitigten vielversprechende Resultate bei der morphologischen und biochemischen Beschreibung von frischen Myokardinfarkten, so daß bereits erste Studien am Menschen durchgeführt wurden [100]. Die unmittelbare Nähe eines Zyklotrons ist aber Voraussetzung für solche Untersuchungen. Da zudem die tomographischen Aufnahmegeräte recht teuer sind, hat diese Methodik noch keine weitere Verbreitung erlangt.

7.2.2 Szintigraphische Patienten-Überwachung

Während bei der EKG-getriggerten Aequilibrium Radionuklid-Ventrikulographie üblicherweise über einhundert Herzzyklen aufsummiert werden und mit der First Pass Technik nur wenige Herzschläge einzeln betrachtet werden können, wurden kürzlich zusätzliche Verfahren beschrieben, mit denen die linksventrikuläre Funktion Schlag für Schlag über längere Zeit beurteilt werden kann [4, 8]. Es handelt sich dabei um nicht-Bild-gebende Detektoren, welche zur alleinigen Registrierung von Zeit-Aktivitätskurven über dem Herzen dienen. Die richtige Positionierung über einer Herzkammer erweist sich aber als recht schwierig; die erzielten Daten sind andererseits von einer guten Einstellung abhängig. Immerhin konnten verschiedene Autoren in präliminären Studien zuverlässige Daten gewinnen und Veränderungen von linksventrikulären Parametern, z. B. während Extrasystolen, beschreiben.

Eine andere Möglichkeit einer wiederholten, sehr kurzfristigen Schlag-für-Schlag Analyse der linksventrikulären Funktion besteht in der Verwendung wiederholter First Pass Untersuchungen mit „kurzlebigen" Isotopen, z. B. Iridium-191m oder Gold-195 m. Damit kann auch die Strahlenbelastung gering gehalten werden, was speziell für die Anwendung solcher Untersuchungen bei Kindern von Vorteil ist. Es wurde auch die Verwendung von Xenon-133 vorgeschlagen, das den Körper sehr rasch durch die Lungen wieder verläßt und so auch in kurzen Abständen wiederholt benützt werden kann. Allerdings sind viele dieser Isotopen an die unmittelbare Nähe von entsprechenden Generatoren gebunden und machen zum Teil auch spezielle Aufnahme-Geräte notwendig. Diese Technik hat deshalb ebenfalls noch keine weitere Verbreitung gefunden, ist aber vielversprechend.

Mit der Möglichkeit der Schlag-für-Schlag Analyse der linksventrikulären Funktion wird auch eine kontinuierliche Überwachung von Patienten über eine bestimmte Zeit möglich. Dazu schlugen Wagner und Mitarbeiter das „nuclear stethoscope" vor, eine wie oben beschriebene, nicht-Bild-gebende mobile Szintillations-Probe [113]. Wiewohl ein solches Gerät neue Perspektiven in der Überwachung von Patienten auf Intensivstationen eröffnet, ist die Methode offensichtlich noch nicht ausgereift für eine allgemeine Anwendung. Eine zusätzliche Möglichkeit könnte sich daraus ergeben, daß aus einer speziellen Analyse der Zeit-Aktivitätskurve auch auf Druck-Änderungen in den Herzkammern geschlossen werden kann [17].

7.2.3 Quantifizierung von Klappeninsuffizienzen

Während anfänglich Patienten mit Mitralinsuffizienz wegen Überlagerungen des vergrößerten linken Vorhofs mit der linken Herzkammer von quantitativen Funktionsanalysen ausgeschlossen worden waren, wurde 1980 erstmals eine Methode beschrieben, solche Klappeninsuffizienzen quantitativ zu erfassen [16, 98]. Dabei wurde davon ausgegangen, daß das Schlagvolumen der linken Kammer bei Vorliegen einer Mitral- oder Aorteninsuffizienz größer ist als dasjenige der rechten Kammer. Entsprechend wurde ein „Insuffizienz-Index" als Verhältnis des linksventrikulären zum rechtsventrikulären Schlagvolumen (resp. der „Schlag-Counts") gebildet. Dieser Index konnte bereits in verschiedenen Arbeiten als nützliche Größe zur qualitativen und quantitativen Erfassung von linksseitigen Klappeninsuffizienzen bestätigt werden. Er scheint lediglich bei deutlich erniedrigter Aus-

Frames: Aufteilung einer dynamischen Studie in definierte zeitliche Einheiten (z. B. kann eine Radionuklid-Ventrikulographie mit 20 Frames/sec („Bilder"/sec) aufgenommen werden)

Funktionelle Aufnahmen: szintigraphische Aufnahmen, bei denen die Intensität einen physiologischen Parameter und nicht die Aktivität darstellt

Gamma-Strahlen: elektromagnetische Strahlen mit kurzen Wellenlängen, die bei Kernumwandlungen entstehen

Gating, physiologisch: Datenacquisition nur während eines physiologischen Ereignisses (bei der nuklearmedizinischen Herzdiagnostik wird als physiologisches Gating-Signal das EKG verwendet)

Halbwertszeit:
physikalisch: die Zeit, in der die Aktivität eines radioaktiven Elementes zur Hälfte der Ausgangs-Aktivität zerfällt (Tc-99m: 6 Std, TL-201: 73,1 Std)
biologisch: die Zeit, nach der ohne Berücksichtigung des radioaktiven Zerfalls nur noch die Hälfte der anfänglichen Menge im Körper (Konzentration) vorhanden ist

Hintergrund: jegliche Strahlung, die von einem ungewünschten Ort kommt (eingeschlossen derjenigen Radioaktivität, die von Strukturen um das Zielorgan herum stammt)

Isotope: Nuklide desselben Elementes mit der gleichen Protonenzahl aber verschiedener Massenzahl

Kollimator: Linse eines Bild-gebenden Systems, welche Photonen absorbiert, die nicht aus der untersuchten Region stammen oder sich in ungewünschter Richtung bewegen; Kollimatoren bestehen meist aus Blei und haben Löcher, welche den gewünschten Photonen den Weg durch den Szintillationskristall freigeben

Kristall (Natriumiodid-Szintillations-Kristall): Photonen-Absorber, welcher die Energie der einfallenden Photonen in eine Anzahl von Lichtquanten umwandelt

Matrix: zweidimensionale Anordnung, in welche die Information der Gamma-Kamera abgelegt wird (Gesamtheit aller Pixel, z.B. $32 \times 32, 64 \times 64, 128 \times 128$)

Photon: Quantenstrahlung; Energie„bündel" mit elektromagnetischer Strahlung (Gamma-Strahlen, Röntgenstrahlen, Licht); Einheiten: Elektronvolt (eV) oder Kiloelektronvolt (keV)

Photopeak: Energie der überwiegenden Photonen, welche bei einem radioaktiven Zerfall freiwerden (Tc-99m: 140keV, TL-201: 69–83 keV)

Pixel: einzelnes Element eines digitalisierten Bildes (zusammen bilden alle Pixel die Matrix)

Positron: positiv geladenes Elektron, das beim Zerfall bestimmter Atomkerne entsteht

Radionuklid: radioaktives Isotop oder Atomkern

Radionuklid-Generator: Gerät, mit welchem ein kurzlebiges Radionuklid (Tochter) von einem langlebigen Mutternuklid eluiert (getrennt) werden kann (z.B. Mo-99 → Tc-99m)

Region-of-interest: interessierende Region = diejenigen Pixels eines digitalisierten Bildes (oder einer Serie von Bildern), welche eine gewünschte Struktur oder ein Organ darstellen

Serial (oder List) Mode: Acquisition der einzelnen Zerfallsereignisse einer dynamischen Studie in zeitlicher Sequenz, welche dann retrospektiv in eine variable Anzahl „Frames" aufgebrochen werden kann

Szintigramm: Bild der Aktivitäts-Verteilung, welches nach Administration eines Radionuklids mit einer Szintillations-Kamera aufgenommen wurde

Szintillations-Kamera (Gamma-Kamera): Gerät zur Aufnahme von Szintigrammen mit einer (Anger-Typ) oder vielen Kristallen; mit dem Detektor wird die örtliche Verteilung eines verabreichten Radionuklids registriert

9. Literatur

1. Adam WE, Tarkowska A, Bitter F, et al: Equilibrium (gated) radionuclide ventriculography. Cardiovasc Radiol 2, 161 (1979)
2. Alazraki NP, Ashburn WL, Hagan A: Detection of left-to-right shunts with the scintillation camera pulmonary dilution curve. J Nucl Med 13, 142 (1972)
3. Ashburn WL, Schelbert HR, Verba JW: Left ventricular ejection fraction: a review of several radionuclide angiographic approaches using the scintillation camera. Prog Cardiovasc Dis 20, 267 (1978)
4. Bacharach SL, Green MV, Borer JS, et al: Beat-by-beat validation of ECG-gating. J Nucl Med 21, 307 (1980)
5. Bailey JK, Come PC, Kelly DT, et al: Thallium-201 myocardial perfusion imaging in aortic valve stenosis. Am J Cardiol 40, 889 (1977)
6. Battler A, Ross JJ, Slutsky R, et al: Improvement of exercise-induced left ventricular dysfunction with oral propranolol in patients with coronary heart disease. Am J Cardiol 44, 318 (1979)
7. Battler A, Slutsky R, Karliner J, et al: Left ventricular ejection fraction and first third ejection fraction early after acute myocardial infarction: value for predicting mortality and morbidity. Am J Cardiol 45, 197 (1980)
8. Berger HJ, Ross AD, Batsford WP, et al: Beat-to-beat ventricular performance assessed from equilibrium cardiac blood pool using a computerized nuclear probe. Circulation 63, 133 (1981)
9. Bernstein L, Friesinger GC, Lichtlen PR, et al: The effect of nitroglycerin on the systemic and coronary circulation in man and dogs. Circulation 33, 107 (1976)
10. Bingham JB, McKusik KA, Strauss HW, et al: Influence of coronary artery disease on pulmonary uptake of thallium-201. Am J Cardiol 46, 821 (1980)
11. Bodenheimer MM, Banka VS, Fooshee CM, et al: Extent and severity of coronary heart disease as determined by thallium-201 myocardial perfusion scanning: comparison with stress electrocardiography. Arch Int Med 139, 630 (1979)
12. Bodenheimer MM, Banka VS, Helfant RH: Nuclear cardiology II. The role of myocardial perfusion imaging using thallium-201 in diagnosis of coronary heart disease. Am J Cardiol 45, 674 (1980)

13. Borer JS, Bacharach SL, Green MV, et al: Real-time radionuclide cineangiography in the noninvasive evaluation of global and regional left ventricular function at rest and during exercise in patients with coronary artery disease. N Engl J Med 296, 839 (1977)

14. Borer JS, Bacharach SL, Green MV, et al: Exercise-induced left ventricular dysfunction in symptomatic and asymptomatic patients with aortic regurgitation: assessment with radionuclide cineangiography. Am J Cardiol 42, 351 (1978)

15. Borer JS, Bacharach SL, Green MV, et al: Effect of nitroglycerin on exercise-induced abnormalities of left ventricular regional function and ejection fraction in coronary artery disease. Circulation 57, 314 (1978)

16. Bough EW, Gandsman EJ, North DL, et al: Gated radionuclide angiographic evaluation of valve regurgitation. Am J Cardiol 46, 423 (1980)

17. Bourguignon MH, Wagner HN: Noninvasive measurement of ventricular pressure throughout systole. Am J Cardiol 44, 466 (1979)

18. Carr EA, Beierwalks HW, Patno ME, et al: The detection of experimental myocardial infarcts by photoscanning. Am Heart J 64, 650 (1962)

19. Clark RE, Christlieb IY, Henry PD, et al: Nifedipine: a myocardial protective agent. Am J Cardiol 44, 825 (1979)

20. Cook DJ, Bailey I, Strauss HW, et al: Thallium-201 for myocardial imaging: appearance of the normal heart. J Nucl Med 17, 593 (1976)

21. Cumming GR: Stroke volume during recovery from supine bicycle exercise. J Appl Physiol 32, 575 (1972)

22. Dash H, Massie BM, Botvinick EH, et al: The non-invasive identification of left main and three-vessel coronary artery disease by myocardial stress perfusion scintigraphy and treadmill exercise electrocardiography. Circulation 60, 276 (1979)

23. Diamond GA, Forrester JS: Analysis of probability as an aid in the clinical diagnosis of coronary-artery disease. N Engl J Med 300, 1350 (1979)

24. Di Cola VC, Downing SE, Donabedian RK, et al: Pathophysiologic correlates of thallium-201 uptake in experimental infarction. Cardiovasc Res 11, 141 (1977)

25. Dunn RF, Freadman B, Bailey IK, et al: Noninvasive prediction of multivessel disease after myocardial infarction. Circulation 62, 726 (1980)

26. Ellestad MH, Allen W, Wan MCK, et al: Maximal treadmill stress testing for cardiovascular evaluation. Circulation 39, 517 (1969)

27. Epstein SE: Implications of probability analysis on the strategy used for noninvasive detection of coronary artery disease. Am J Cardiol 46, 491 (1980)

28. Folland ED, Hamilton GW, Larson SM, et al: The radionuclide ejection fraction: a comparison of three radionuclide techniques with contrast angiography. J Nucl Med 18, 1159 (1977)

29. Garcia E, Maddahi J, Berman DS, et al: A comprehensive method for spacetime quantitation of sequential thallium-201 myocardial scintigrams (abstr). Circulation 62, Supp III-75 (1980)

30. Gerson MC, Noble RJ, Wann LS, et al: Noninvasive documentation of Prinzmetal's angina. Am J Cardiol 43, 329 (1979)

31. Gerwitz H, Grotte GJ, Strauss HW, et al: The influence of left ventricular volume and wall motion on myocardial images. Circulation 59, 1172 (1979)

32. Goldman MR, Boucher CA: Value of radionuclide imaging techniques in assessing cardiomyopathy. Am J Cardiol 46, 1232 (1980)

33. Gottdiener JS, Borer JS, Bacharach SL, et al: Left ventricular function in mitral valve prolapse: assessment with radionuclide cineangiography. Am J Cardiol 47, 7 (1981)

34. Gould KL: Noninvasive assessment of coronary stenoses by myocardial imaging during coronary vasodilatation. I. Physiologic basis and experimental validation. Am J Cardiol 41, 267 (1978)

35. Hamilton GW: Myocardial imaging with thallium-201: the controversy over its clinical usefulness in ischemic heart disease. J Nucl Med 20, 1201 (1979)

36. Hecht HS, Hopkins JM: Exercise induced regional wall motion abnormalities on radionuclide angiography are not specific for coronary artery disease (abstr). Circulation 62, III-147 (1980)

37. Henry PD, Shuchleib R, Clark RE, et al: Effect of nifedipine on myocardial ischemia: analysis of collateral flow, pulsatile heat and regional muscle shortening. Am J Cardiol 44, 817 (1979)

38. Hines EA, Brown GE: Standard stimulus for measuring vasomotor reactions: its application for study of hypertension. Proc Staff Meet Mayo Clin 7, 332 (1932)

39. Hoffmann G, Kleine N: Eine neue Methode zur unblutigen Messung des Schlagvolumens am Menschen über viele Tage mit Hilfe von radioaktiven Substanzen. Verh dtsch Ges Kreisl-Forschung 31, 93 (1965)

40. Holman LB, Wynne J, Idoine J, et al: The paradox image: a noninvasive index of regional left ventricular dyskinesis. J Nucl Med 20, 1237 (1979)

41. Horowitz LD, Garlin R, Taylor WJ, et al: Effects of nitroglycerin on regional myocardial blood flow in coronary artery disease. J Clin Invest 50, 1578 (1971)

42. Jones RH, Sabiston DC, Bates BB, et al: Quantitative radionuclide-angiography for determination of chamber-to-chamber cardiac transit times. Am J Cardiol 30, 855 (1972)

43. Jugdett BI, Becker LC, Hutchins GM, et al: Effect of intravenous nitroglycerin on collateral blood flow and infarct size in the conscious dog. Circulation 63, 17 (1981)

44. Katz RJ, DiBianco R, Singh S, et al: Acebutolol and left ventricular function: assessment by radionuclide angiography. Clin Pharmacol Ther 29, 149 (1981)

45. Klein GJ, Kostuk WJ, Boughner DR, et al: Stress myocardial imaging in mitral leaflet prolapse syndrome. Am J Cardiol 42, 746 (1978)

46. Kolibash AJ, Call TD, Bush CA, et al: Myocardial perfusion as an indica-

tor of graft patency after coronary artery bypass surgery. Circulation 61, 882 (1980)

47. Lam W, Pawel D, Byrom E, et al: Radionuclide regurgitant index: value and limitations. Am J Cardiol 47, 292 (1981)

48. Leppo J, Yipintsoi T, Blankstein R, et al: Thallium-201 myocardial scintigraphy in patients with triple-vessel disease and ischemic exercise stress tests. Circulation 59, 714 (1979)

49. Lessem J, Johansson BW, Nosslin B, et al: Myocardial scintigraphy with Tc-99m pyrophosphate in patients with unstable angina pectoris. Acta Med Scand 203, 491 (1978)

50. Love WD, Romney RB, Burch GE: A comparison of the distribution of potassium and exchangeable rubidium in the organs of the dog, using rubidium-86. Circ Res 2, 112 (1954)

51. Love WD, Burch GE: Influence of rate of coronary plasma flow on the extraction of Rb-86 from coronary blood. Circ Res 7, 24 (1959)

52. Lydtin H, Lohmöller G, Lohmöller R, et al: Hemodynamic studies on nifedipine in man. In: New Therapy of Ischemic Heart Disease. Proceedings of the 2nd international Adalat[R] symposium (Locher W, Braasch W, Kroneberg G, ed). Berlin, Springer-Verlag, p 97 (1975)

53. Maddahi J, Berman DS, Matsuoka DT, et al: A new technique for assessing right ventricular ejection fraction using rapid multiple-gated equilibrium cardiac blood pool scintigraphy. Circulation 60, 581 (1979)

54. Maddox DE, Wynne J, Uren R, et al: Regional ejection fraction: a quantitative radionuclide index of regional left ventricular performance. Circulation 59, 1001 (1979)

55. Mahler F, Ross J Jr, O'Rourke RA, et al: Effect of changes in preload, afterload and inotropic state on ejection and isovolumic phase of measures of contractility in the conscious dog. Am J Cardiol 35, 626 (1975)

56. Marcus ML, Kerber RE: Present status of the technetium-99m pyrophosphate infarct scintigram (editorial). Circulation 56, 335 (1977)

57. Maseri A, Parodi O, Severi S, et al: Transient transmural reduction of myocardial blood flow, demonstrated by thallium-201 scintigraphy, as a cause of variant angina. Circulation 54, 280 (1976)

58. Mason DT, Ashburn WL, Harbert JC: Rapid sequential visualization of the heart and great vessels in man using the wide field Anger scintillation camera. Circulation 39, 19 (1969)

59. Massie BM, Botvinik EH, Brundage BH, et al: Correlation of thallium-201 scintigrams with coronary anatomy: factors affecting region by region sensitivity. Am J Cardiol 44, 616 (1979)

60. McLaughlin PR, Martin RP, Doherty P, et al: Reproducibility of thallium-201 myocardial imaging. Am J Cardiol 39, 364 (1977)

61. Morris SN, Phillips JF, Jordan JW, et al: Incidence and significance of decreases in systolic blood pressure during graded treadmill exercise testing. Am J Cardiol 41, 221 (1978)

62. Mullins CB, Mason DT, Ashburn WL: Determination of ventricular volume by radioisotope angiography. Am J Cardiol 24, 72 (1969)

63. Nayler WG, Ferrari R, Williams A: Protective effect of pretreatment with verapamil, nifedipine and propranolol on mitochondrial function in the ischemic and reperfused myocardium. Am J Cardiol 46, 242 (1980)

64. Newman GE, Gibbons RJ, Jones RH: Cardiac function during rest and exercise in patients with mitral valve prolapse. Am J Cardiol 47, 14 (1981)

65. Nutter DO, Schlant RC, Hurst JW: Isometric exercise and the cardiovascular system. Mod Concepts Cardiovasc Dis 41, 11 (1972)

66. Okada RD, Pohost GM, Kirshenbaum HD, et al: Radionuclide-determined change in pulmonary blood volume with exercise. N Engl J Med 301, 569 (1979)

67. Okada RD, Boucher CA, Kirshenbaum HK, et al: Improved diagnostic accuracy of thallium-201 stress test using multiple observers and criteria derived from interobserver analysis of variance. Am J Cardiol 46, 619 (1980)

68. Papietro SE, Yester MV, Logic JR, et al: Method for quantitative analysis of regional left ventricular function with first pass and gated blood pool scintigraphy. Am J Cardiol 47, 618 (1981)

69. Pfisterer ME, Ricci DR, Schuler D, et al: Validity of left-ventricular ejection fractions measured at rest and peak exercise by equilibrium radionuclide angiography using short acquisition times. J Nucl Med 20, 484 (1979)

70. Pfisterer ME, Battler A, Swanson SM, et al: Reproducibility of ejection fraction determinations by equilibrium radionuclide angiography in response to supine bicycle exercise. J Nucl Med 20, 491 (1979)

71. Pfisterer ME, Slutsky R, Schuler G, et al: Profiles of radionuclide left ventricular ejection fraction changes induced by supine bicycle exercise in normals and patients with coronary heart disease. Cath Cardiovasc Diagnosis 5, 305 (1979)

72. Pfisterer M, Gordon D, Battler A, et al: Diagnostik der koronaren Herzkrankheit. Möglichkeiten und Grenzen von nicht-invasiven Methoden (EKG, Thallium-Perfusions-Szintigraphie, Radionuklid-Angiographie). Z Kardiol 68, 748 (1979)

73. Pfisterer ME, Battler A, Slutsky R, et al: Differential diagnosis of atypical chest pain syndromes by equilibrium radionuclide angiography during exercise. Eur J Cardiol 11, 425 (1980)

74. Pfisterer M, Schmitt HE, Müller-Brand J, et al: Können Ischämie-bedingte Motilitätsstörungen des linken Ventrikels nicht-invasiv mit der Thallium-201-Szintigraphie diagnostiziert werden? (Vergleich mit der Belastungs-Ventrikulographie). Schweiz med Wschr 45, 1643 (1980)

75. Pfisterer M, Müller-Brand J: Indikationen zur Thallium-Szintigraphie-Studie anhand von 259 koronarographisch kontrollierten Fällen. Angiokardiologie 3, 297 (1981)

76. Pfisterer M, Müller-Brand J, Burkart F, et al: Kombinierte nicht-invasive Perfusions- und Funktions-Untersuchungen bei unklaren Brustschmerzen: Diagnose ohne Herzkatheter? Schweiz med Wschr 111, 1000 (1981)

77. Pfisterer M, Müller-Brand J, Bründler H, Cueni T: Prevalence and significance of reversible radionuclide ischemic perfusion defects in symptomatic aortic valve disease patients with or without concomitant coronary disease. Am Heart J 102, 92 (1982)

78. Pfisterer M, Müller-Brand J, Burkart F, et al: Combined acebutolol/nifedipine therapy in patients with chronic coronary artery disease: additional improvement of ischemia-induced left ventricular dysfunction. Am J Cardiol 49, 1259 (1982)

79. Pfisterer M: Non-invasive quantification of exercise-induced changes in regional left ventricular function in normals and patients with one vessel coronary artery disease using radionuclide ventriculography. Eur Heart (im Druck) (1982)

79 a. Pfisterer M, Emmenegger H, Schmitt HE, et al: Accuracy of serial myocardial perfusion scintigraphy with thallium-201 for prediction of graft patency early and late after coronary artery bypass surgery. Circulation (im Druck) (1982)

80. Pfisterer M, Burkart F: Comparative effects of nitroglycerin, nifedipine and metoprolol on regional left ventricular function in patients with single vessel coronary disease. Circulation (im Druck) (1982)

81. Philbrick JT, Horwitz RI, Feinstein AR: Methodology problems of exercise testing for coronary artery disease: groups, analysis, bias. Am J Cardiol 46, 807 (1980)

82. Pitt B, Thrall JH: Thallium-201 versus Tc-99m pyrophosphate myocardial imaging in detection and evaluation of patients with acute myocardial infarction. Am J Cardiol 46, 1215 (1980)

83. Pohost GM, Vignola PA, McKusik KA, et al: Hypertrophic cardiomyopathy: evaluation by gated cardiac blood pool scanning. Circulation 55, 92 (1977)

84. Pohost GM, Alpert NM, Ingwall JS, et al: Thallium redistribution: mechanism and clinical utility. Semin Nucl Med (im Druck) (1981)

85. Prokop EK, Strauss HW, Shaw J, et al: Comparison of regional myocardial perfusion determined by ionic potassium-43 to that determined by microspheres. Circulation 50, 978 (1974)

86. Ritchie JL, Narahara KA, Trobaugh GB, et al: Thallium-201 myocardial imaging before and after coronary revascularization. Circulation 56, 830 (1977)

87. Ritchie JL, Zaret BL, Strauss HW, et al: Myocardial imaging with thallium-201: a multicenter study in patients with angina pectoris or acute myocardial infarction. Am J Cardiol 42, 345 (1978)

88. Roitman D, Jones WB, Sheffield LT: Comparison of submaximal exercise ECG test with coronary cineangiogram. Ann Intern Med 72, 641 (1970)

89. Rubin KA, Morrison J, Padnik MB, et al: Idiopathic hypertrophic subaortic stenosis: evaluation of anginal symptoms with thallium-201 myocardial imaging. Am J Cardiol 44, 1040 (1979)

90. Shah PK, Pichler M, Berman DS, et al: Left ventricular ejection fraction

determined by radionuclide ventriculography in early stages of first transmural myocardial infarction. Am J Cardiol 45, 542 (1980)

91. Sharma B, Goodwin JF, Raphael MJ, et al: Left ventricular function in ischemic heart disease. Br Heart J 38, 59 (1976)

92. Silverman KJ, Becker LC, Bulkley BH, et al: Value of early thallium-201 scintigraphy for predicting mortality in patients with acute myocardial infarction. Circulation 61, 996 (1980)

93. Slutsky R, Karliner J, Ricci D, et al: Left ventricular volumes by gated equilibrium radionuclide angiography: a new method. Circulation 60, 556 (1979)

94. Slutsky R, Pfisterer M, Verba J, et al: Influence of different background and left-ventricular assignments on ejection fraction in equilibrium radionuclide angiography. Radiology 135, 725 (1980)

95. Slutsky R, Karliner J, Gerber K, et al: Peak systolic blood pressure/endsystolic volume ratio: assessment at rest and during exercise in normal subjects and patients with coronary heart disease. Am J Cardiol 46, 813 (1980)

96. Snyder DL, Cox JR: An overview of reconstructive tomography and limitations imposed by a finite number of projections. In: Reconstruction Tomography in Diagnostic Radiology and Nuclear Medicine (Ter-Pogossian et al, ed). University Park Press Baltimore: p 3 (1977)

97. Smitherman TC, Osborn RC, Nahara KA: Serial myocardial scintigraphy after a single dose of thallium-201 in men after acute myocardial infarction. Am J Cardiol 42, 177 (1978)

98. Sorensen SG, O'Rourke RA, Chaudhuri TK: Noninvasive quantitation of valvular regurgitation by gated equilibrium radionuclide angiography. Circulation 62, 1089 (1980)

99. Schelbert HR, Verba JW, Johnson AD, et al: Nontraumatic determination of left ventricular ejection fraction by radionuclide angiocardiography. Circulation 51, 902 (1975)

100. Schelbert HR, Phelps ME, Hoffmann EJ, et al: Regional myocardial perfusion assessed with N-13 labeled ammonia and position emission computerized axial tomography. Am J Cardiol 43, 209 (1979)

101. Scherer D, Kaltenbach M: Häufigkeit lebensbedrohlicher Komplikationen bei ergometrischen Belastungsuntersuchungen. Dtsch med Wschr 104, 1161 (1979)

102. Schuler G, Pfisterer M, Tillmanns H, et al: Linksventrikuläres Funktionsprofil unter Belastung bei Patienten mit koronarer Herzkrankheit vor und nach aortokoronarem Bypass. Verhandlungen d Dtsch Ges inn Med 85, 799 (1979)

103. Stein RE, Michelli D, Fox EL, et al: Continuous ventricular dimensions in man during supine exercise and recovery. An echocardiographic study. Am J Cardiol 41, 655 (1978)

104. Strauss HW, Zaret BL, Hurley PJ, et al: A scintigraphic method for measuring left ventricular ejection fraction in man without cardiac catheterization. Am J Cardiol 28, 575 (1971)

105. Strauss HW, Harrison K, Langee JK, et al: Thallium-201 for myocardial imaging: relation of thallium-201 to regional myocardial perfusion. Circulation 51, 641 (1975)
106. Ter-Pogossian MM: Basic principles of computed axial tomography. Sem Nucl Med 7, 109 (1977)
107. Tobinick E, Schelbert H, Henning H, et al: Right ventricular ejection fraction in patients with acute anterior and inferior myocardial infarction assessed by radionuclide angiography. Circulation 57, 1078 (1978)
108. Turner JD, Schwarz KM, Logic JR, et al: Detection of residual jeopardized myocardium 3 weeks after myocardial infarction by exercise testing with thallium-201 myocardial scintigraphy. Circulation 61, 729 (1980)
109. Vatner SF, Baig H, Manders WT, et al: Effects of propranolol on regional myocardial function, electrograms and blood flow in conscious dogs with myocardial ischemia. J Clin Invest 60, 353 (1977)
110. Vogel RA, Kirch DL, LeFree MT, et al: Thallium-201 myocardial perfusion scintigraphy: results of standard and multipinhole tomographic technique. Am J Cardiol 43, 787 (1979)
111. Wackers FJT, Sokole EB, Samson G, et al: Value and limitations of thallium-201 scintigraphy in the acute phase of myocardial infarction. N Engl J Med 295, 1 (1976)
112. Wackers FJT, Sokole EB, Samson G, et al: Atlas of thallium-201 myocardial scintigraphy. Clin Nucl Med 2, 64 (1977)
113. Wagner HN, Wake R, Nickoloff E, et al: The nuclear stethoscope: a simple device for generation of left ventricular volume curves. Am J Cardiol 38, 747 (1976)
114. Weiner DA, Ryan TJ, McCabe CH, et al: Exercise stress testing. Correlations among history of angina, ST-segment response and prevalence of coronary-artery disease in the coronary artery surgery study (CASS). N Engl J Med 301, 230 (1979)
115. Willerson JT, Parkey RW, Boute FJ, et al: Technetium stannons pyrophosphate myocardial scintigrams in patients with chest pain of varying etiology. Circulation 51, 1046 (1975)
116. Zaret BL, Strauss HW, Martin ND, et al: Noninvasive regional myocardial perfusion with radioactive potassium: study of patients at rest, with exercise and during angina pectoris. N Engl J Med 288, 809 (1973)
117. Zaret BL, Di Cola VC, Donabedian RC, et al: Dual radionuclide study of myocardial infarction: relationships between myocardial uptake of potassium-43, technetium-99m stannous pyrophosphate, regional myocardial blood flow and creatine phosphokinase depletion. Circulation 53, 422 (1976)
118. Zielonka JS, Holman BL: Emission tomography of the heart: principles and application. Cardiovasc Radiol 2, 217 (1979)

Bücher

Berman DS, Mason DT (1981) Clinical nuclear cardiology. Grune & Stratton, New York

Botvinick, Shames (1979) Nuclear cardiology: Clinical applications. Williams & Wilkins, Baltimore

Donath A, Righetti A (eds) (1980) Cardiovascular nuclear medicine. Nucl Med 6

Holman B (eds) (1978) Principles of cardiovascular nuclear medicine. Grune & Stratton, New York

Holman BL, Abrams HL, Zeitler E (1980) Cardiac nuclear medicine. Springer, Berlin Heidelberg New York

Parisi AF, Tow DE (1978) Noninvasive approaches to cardiovascular diagnosis. ACC

Pierson RN Jr, (eds) (1975) Quantitative nuclear cardiography. Wiley Medical, New York

Ritchie JL (1978) Thallium-201 myocardial imaging. Raven, New York

Sauer E, Sebening H (1980) Myokard- und Ventrikelszintigraphie. (Pub. by Boehringer, Kardiologische Diagnostik)

Strauss HW, Pitt B (1979) Cardiovascular nuclear medicine, 2nd edn. Mosby, St. Louis

Strauss HW (1977) An atlas of cardiovascular nuclear medicine. Selected Case Studies. Mosby, St. Louis

Willerson JT (ed) (1979) Nuclear cardiology. Cardiovasc Clin 10: 2

10. Sachverzeichnis

Cardiac Nuclear Medicine

Editors: B. L. Holman, H. L. Abrams,
E. Zeitler
With contributions by numerous
experts
1979. 47 figures, 22 tables. V, 88 pages
DM 39,–. ISBN 3-540-09803-8
(Monograph edition of the journal
Cardio Vascular Radiology
Volume 2, No. 3)

Frontiers in Nuclear Medicine

Editors: W. Horst, H. N. Wagner, Jr.,
J. Buchanan
1980. 209 figures, 53 tables.
XIV, 336 pages. DM 88,–
ISBN 3-540-09895-X

Katecholamine und Vasodilatantien bei Herzinfuffizienz

Herausgeber: H.-D. Bolte
Unter Mitarbeit von zahlreichen
Fachwissenschaftlern
1981. 49 Abbildungen, 28 Tabellen.
VIII, 103 Seiten. DM 28,–
ISBN 3-540-11025-9

G. Riecker
Klinische Kardiologie

Krankheiten des Herzens und des
Kreislaufs
Unter Mitarbeit von H. Avenhaus,
H. D. Bolte, W. Hort, B. Lüderitz,
B. E. Strauer
2., neubearbeitete und ergänzte
Auflage. 1982. Etwa 280 Abbil-
dungen. Etwa 830 Seiten
Gebunden DM 138,–
ISBN 3-540-10787-8

Springer-Verlag
Berlin Heidelberg New York

H. Roskamm, H. Reindell
Herzkrankheiten

Pathophysiologie · Diagnostik ·
Therapie
Unter Mitwirkung von zahlreichen
Fachwissenschaftlern
2., neubearbeitete und erweiterte
Auflage. 1982. 1016 Abbildungen in
ca. 1350 Einzeldarstellungen,
etwa 160 Tabellen. Etwa 1580 Seiten
Gebunden DM 278,–. Vorbestell-
preis gültig bis zum Erscheinen
Gebunden DM 224,–
ISBN 3-540-10508-5

G. B. Saha
Fundamentals of Nuclear Pharmacy

1979. 88 figures, 16 tables.
XV, 272 pages
Cloth DM 50,40
ISBN 3-540-90416-6

Therapie mit Beta-Rezeptorenblockern

Herausgeber: H.-D. Bolte
Unter Mitarbeit von O. Benkert,
J. Cyran, E. Erdmann, H. Kuhn,
K. O. Stumpe
1979. 20 Abbildungen, 31 Tabellen.
VIII, 121 Seiten
Gebunden DM 38,–
ISBN 3-540-09465-2

Vom Belastungs-EKG zur Koronarangiographie

Von M. Kaltenbach, H. Roskamm,
G. Kober, W.-D. Bussmann,
L. Samek, P. Stürzenhofecker,
H.-J. Becker, J. Petersen
Unter Mitarbeit von zahlreichen
Fachwissenschaftlern
1980. 318 Abbildungen, 29 Tabellen.
XI, 357 Seiten. Gebunden DM 148,–
ISBN 3-540-09861-5

G. Bodem: **Herzinsuffizienz.** Pathophysiologie – Klinische
Symptomatologie – Therapie. 1980. 21 Abbildungen, 18 Tabellen.
XI, 101 Seiten. DM 24,–. ISBN 3-540-09943-3

M. Daunderer, N. Weger: **Vergiftungen.** Erste-Hilfe-Maßnahmen
des behandelnden Arztes. 3., neubearbeitete Auflage. 1982.
15 Abbildungen und ein Verzeichnis der Gifte. XI, 233 Seiten.
DM 28,–. ISBN 3-540-11093-3

F. Heinrich, K. Klink: **Lungenembolie.** 1981. 11 Abbildungen,
27 Tabellen. XI, 149 Seiten. DM 29,80. ISBN 3-540-10534-4

Herzrhythmusstörungen. Herausgeber: H. Hochrein. Mit Beiträ-
gen von O. A. Beck, F. B. Everling, H.-U. Lehmann, E. Witt. 1980.
108 Abbildungen, 57 Tabellen. XV, 298 Seiten. DM 29,50
ISBN 3-540-08714-1

A. Lüdtke-Handjery: **Gefäßchirurgische Notfälle.** 1981. 59 Abbildungen, 19 Tabellen. XVI, 244 Seiten. DM 29,80
ISBN 3-540-10471-2

H. Marx: **Differentialdiagnostische Leitprogramme in der
Inneren Medizin.** Procedere. Unter Mitarbeit von zahlreichen
Fachwissenschaftlern. 2., korrigierte Auflage. 1980. X, 265 Seiten.
DM 23,–. ISBN 3-540-09794-5

H. Mörl: **Herzinfarkt.** Ätiologie Diagnose Therapie. Mit einem
Geleitwort von G. Schettler. 1981. 27 Abbildungen, 1 Farbtafel,
25 Tabellen. XI, 156 Seiten. DM 28,–. ISBN 3-540-10536-0

H. Rieckert: **Hypotonie.** Physiologie, Pathophysiologie und
Therapie der orthostatischen Dysregulationen. 1979. 45 Abbil-
dungen, 8 Tabellen. VIII, 131 Seiten. DM 25,–
ISBN 3-540-09626-4

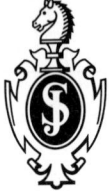

Springer-Verlag
Berlin Heidelberg New York